女性身体养护计划

梁华丽　刘敏　主编

化学工业出版社
·北京·

本册编写人员名单
名誉主编　周从容
主　编　梁华丽　刘　敏
副主编　杨　洁
编写人员　梁华丽　刘　敏　杨　洁　朱济墉　张传美　曾　凤　李思贤

图书在版编目（CIP）数据

女性身体养护计划 / 梁华丽，刘敏主编. -- 北京 ：
化学工业出版社，2025. 11. -- ISBN 978-7-122-49495
-5

Ⅰ. R173

中国国家版本馆CIP数据核字第202536NK31号

责任编辑：杨晓璐　杨骏翼　　装帧设计：逗号张文化
责任校对：杜杏然

出版发行：化学工业出版社（北京市东城区青年湖南街13号　邮政编码100011）
印　　装：中煤（北京）印务有限公司
710mm×1000mm　1/16　印张6½　字数100千字　2025年11月北京第1版第1次印刷

购书咨询：010-64518888　　售后服务：010-64518899
网　　址：http://www.cip.com.cn
凡购买本书，如有缺损质量问题，本社销售中心负责调换。

定　　价：39.80元

前言

如今老百姓对身心健康的需求已迈入全面升级的新阶段，呈现出从“被动治病”到“主动调养”的根本性转变。更多的人越来越愿意去了解专业的医学知识，以中西医结合的思维来进行日常身体养护和疾病调理。

四川大学华西第二医院成华妇女儿童医院（成都市成华区妇幼保健院)在长期致力于为妇女儿童身心健康保驾护航的基础上，又结合自身的能力特点，在上班族常见病调理、骨与关节保健和疾病治疗中也发展出了自己的专科特色。

在日常诊疗工作中，我们真切感受到老百姓对医疗知识了解得越多，在身体调理、疾病治疗中收益就越大；但我们也越来越多地看到，网络信息良莠不齐，时常误导老百姓的就医行为，甚至带来一些不可逆的伤害，所以我们组织医院各科室专业过硬、善于与患者沟通的一线专家，深挖患者门诊常见问题，组织编写了以下5个分册的科普图书——

《好孕从调理体质开始：中医备孕计划》：本书指导您如何通过中西医结合的方式调理体质，营造最佳的受孕环境，为新生命的到来做好更充分的准备。

《儿童常见病识别与家庭养护计划》：针对家长最为焦虑的儿童健康问题，教您如何辨别常见病症的苗头，并运用中医温和有效的方法进行家庭护理，助力孩子健康成长。

《骨与关节健康养护计划》：聚焦困扰各年龄段人群的筋骨问题，从日常养护到功能锻炼，提供系统的保健方案，让骨与关节更健康。

《女性身体养护计划》：关注女性的健康问题，从营养膳食、科学运动、心理调适、中医调理等多个维度出发，为您提供切实可行的行动方案，呵护身心健康。

《上班族体质调理计划》：针对现代职场人士常见的亚健康状态，如疲劳、压力、肥胖等问题，提供简便易行的中医调理建议，帮助您重拾生活与工作的活力。

本套丛书语言力求通俗易懂，方法追求实用安全，旨在将专业的中医知识转化为每个家庭都能理解和操作的日常实践。我们不仅告诉您“为什么”，更着重指导您“怎么做”，成为您放心学习、多次翻看的日常健康生活指南。

由于水平所限，书中难免有疏漏之处，恳请各位读者和同仁不吝指正。最后，祝愿每一位翻开此书的朋友，都能收获健康、平和与喜悦。

四川大学华西第二医院成华妇女儿童医院
（成都市成华区妇幼保健院）

目录

第一章 月经，女性健康的晴雨表

第二章 常见妇科炎症，中医调理有妙招

第三章 乳房，了解女性健康状况的重要途径

第四章 围绝经期保健做得好，让衰老来得更晚一些

第五章 中医妇科特色外治法小结

第一章

月经，女性健康的晴雨表

每月造访的“生理钟”，

实则是女性健康的晴雨表。

中医视其与气血、脏腑、经络息息相关，

是气血盈亏、脏腑调和的直观体现。

一滴血，一丝波动，

暗藏身体密语——读懂她，

便是掌握属于自己的健康密钥。

月经小常识

◎ 什么是月经

想象一下，你的子宫就像是一个精心布置的“婴儿房”。每个月，这个房间都会自动装修一次——铺上柔软的新“地毯”（子宫内膜增厚），准备好迎接可能到来的“小客人”（受精卵）。如果这个月没有“客人”来访，房间就会被重新打扫——把铺好的“地毯”拆掉换新。这个“拆地毯”的过程，就是月经来潮，俗称“来月经”，是女性身体超级智能的表现！人类通过定期“重置”子宫环境，确保每次受孕机会都是在最佳状态下。就像手机定期自动更新系统一样，是为了保持最佳运行状态。

月经从青春期（一般10~19岁）开始，到更年期（45~55岁）结束，大多数女性每个月都会经历一次这样的生理过程。

◎ 什么样的月经是健康正常的

月经是女性身体的“健康晴雨表”，那什么样的月经才是健康正常的呢？我们要着重去看这五个指标：

● 周期

月经周期要规律，一般正常月经会21~35天来一次，偶尔提前或推迟几天没有太大关系，但是长期的不规律要加以重视。

● 持续时间

月经持续时间不能过长或过短，一般正常月经持续时间在2~8天，多数人会在4~6天结束，如果超过8天就需要警惕。

经量

经量为一次月经的总失血量，正常月经量为20~60毫升，超过80毫升为月经过多，小于5毫升为月经过少。在正常情况下，整个经期需要用到10~15片卫生巾，每天换3~5次属于正常情况，如果每个小时都必须换，就要考虑是否经量过大了。

经色

正常经血颜色通常鲜红或暗红，或伴有少量小血块，如果经血颜色发黑或者粉红，就属于不正常情况了。

疼痛程度

月经来时，很多人会有轻微腹胀、腰酸，通过热敷就可以缓解的疼痛是正常的，如果痛到打滚就需要立即就医。

◎ 月经紊乱的原因是什么

内分泌失调

内分泌失调是月经紊乱最常见的诱因之一。在女性身体里，下丘脑-垂体-卵巢轴构成了一个精妙的内分泌调节系统，如同配合严丝合缝的乐团，各个环节协同运作，精准调控月经周期。但长期处于高压状态，被焦虑、抑郁等负面情绪笼罩时，这个调节系统就像指挥家失误，打乱了“演奏”节奏。压力过大会干扰下丘脑和垂体的正常功能，使原本规律的月经周期变得紊乱。

比如不良生活习惯就会在暗中破坏月经的规律性。

熬夜会打破身体固有的生物钟，导致激素分泌的节律被完全打乱；过度节食会让身体营养储备严重不足，缺乏雌激素合成的必要原料；暴饮暴食导致肥胖，肥胖又反过来影响内分泌系统，形成恶性循环。这些不良生活习惯就像一个个“捣乱分子”，极大地增加了月经紊乱的风险。

妇科疾病

导致月经紊乱的常见病理因素多为妇科疾病，常见的影响月经紊乱的妇科疾病大致有以下三种：

· 多囊卵巢综合征

多囊卵巢综合征是常见的妇科内分泌疾病，由稀发排卵或无排卵，雄激素过高，卵巢多囊样改变引起的一系列临床表现。

· 子宫内膜息肉

子宫内膜息肉是子宫局部内膜过度增生形成的赘生物，它会干扰子宫内膜的正常修复和脱落过程，导致月经周期缩短、经期延长或经量增多。

· 子宫腺肌病

子宫腺肌病是子宫内膜组织侵入子宫肌层内生长，这些异位内膜组织随月经周期出血，不仅引发痛经，还造成子宫均匀性增大，最终导致月经紊乱。

药物因素

长期服用某些含有激素的药物，会打破体内原本的激素平衡，进而引发月经紊乱。还有一些减肥药，也可能干扰内分泌系统，使月经周期出现异常。

中医视角下的月经紊乱

· 气血不足

气血不足时，身体缺乏足够动力推动月经正常来潮，就像江河水量不足难以顺畅流动，往往导致月经推迟、月经量少。

· 气滞血瘀

气滞血瘀则如同河道被阻塞，血液运行不畅，致使月经周期紊乱，经血量时多时少，还常伴有血块。

· 脾虚

脾虚在月经紊乱中也起到关键作用。若脾虚无法正常运化水谷精微，气血生成就会不足，月经自然受到影响。

· 肾虚

肾藏精，关乎生殖功能，肾虚会导致冲任不固，出现月经提前、量多或淋漓不尽等症状。

◎ 月经量少，真是未老先衰吗

卵巢早衰的判定标准

在女性的健康认知中，月经量减少往往被认为是卵巢早衰的征兆。实际上，月经量少背后的成因错综复杂，而真正判定为卵巢早衰需要满足三个关键条件：

1. 年龄＜40岁；月经稀发或停经时长超过4个月；

2. 间隔4周进行的两次卵泡刺激素（FSH）检测，结果均显示数值超过40国际单位/升。

月经减少的相关因素

倘若女性只是月经量减少，而月经周期依旧规律，常见原因有多个方面。内分泌紊乱便是一大主因，像多囊卵巢综合征，其会干扰卵巢正常的内分泌与排卵功能，影响月经量；甲状腺激素分泌失衡会波及整个内分泌系统，进而对月经产生影响。此外，宫腔操作后导致的内膜损伤，例如人工流产术后引发的宫腔粘连，会使得子宫内膜生长受限，月经量自然减少。过度减肥致使身体营养严重不足，或是进行过于剧烈的运动，打乱了身体的正常生理节律，同样可能造成月经量减少。

为了确定月经量减少的病因，医生一般会建议做以下检查：

· 性激素六项检测

在月经周期的第2~5天进行性激素六项检测，这能有效评估女性基础内分泌状态，从中发现激素水平的异常波动。

· 抗米勒管激素检测

抗米勒管激素检测则专注于反映卵巢储备功能，帮助了解卵巢的“库存”情况。

· 阴道超声

阴道超声检查可直观观察子宫内膜厚度以及卵巢的形态等情况，为判断提供重要依据。

· 甲状腺功能五项

甲状腺功能五项检测，其目的在于排除甲状腺疾病对月经的影响。

通过这些检查，医生能够准确分辨究竟是卵巢功能出现问题，还是其他因素在作祟。

中医视角下的月经量少

月经量少在中医理论中被归类于“月经过少”的范畴。中医认为，这主要与气血不足、肾精亏虚、肝郁气滞、寒凝血瘀这四大证型密切相关。

· 气血不足

对于气血两虚型的患者，其月经颜色往往呈现淡红，质地较为清稀，并且常常伴有面色萎黄、身体乏力等症状，在治疗上适宜采用八珍汤加减进行调理。

· 肾精亏虚

肾精不足型的典型表现为经量逐渐减少，同时伴有腰膝酸软的症状，这类情况在多次流产或高龄女性中较为常见，可选用左归丸或右归丸来进行调养。

· 肝郁气滞

肝郁气滞型的特点十分鲜明，在月经来临前会出现乳房胀痛，经血中带有血块，这与日常的情绪压力有着紧密联系，使用逍遥散配合玫瑰花茶饮用，能起到显著的疏肝理气效果。

· 寒凝血瘀

寒凝血瘀型的患者，经血颜色暗黑，痛经症状剧烈，此时艾附暖宫丸配合生姜红糖水服用，能够有效起到温经散寒的作用。

月经量少的日常调养

1. 首先要保证每日摄入充足的优质蛋白，像鸡蛋、瘦肉等，同时补充维生素E和深海鱼油，它们对维持身体的正常生理功能有着积极作用。在月经结束后，连续7天饮用黑豆豆浆，有助于调节体内雌激素水平。

2. 需要特别注意的是，要避免过度节食，每日摄入热量不应低于1200千卡，同时要保持规律的作息，尽量在23点前入睡，杜绝熬夜。

3. 运动方面，先期可适量进行快走、瑜伽等强度较低的运动，但在经期则要避免剧烈运动，防止对身体造成不良影响。

温馨提示

如果月经量突然减少超过50%，并且这种情况持续了4个月以上，或者同时伴有潮热盗汗、阴道干涩等症状，务必及时前往医院就诊。

月经过多是什么原因

当月经量出现明显增多的情况时，无疑是身体向我们发出的强烈异常信号。常见的原因有以下几种：

子宫结构性病变

子宫结构性病变是导致月经量增多的重要因素之一。以子宫肌瘤为例，特别是黏膜下肌瘤，会严重干扰子宫内膜正常的生理功能，进而导致月经量增多。这些子宫结构性的改变，破坏了子宫原本正常的结构与功能，成为月经量增多的直接诱发因素。

内分泌失调

内分泌失调在引发月经量增多的过程中扮演着关键角色，尤其是在无排卵性月经以及多囊卵巢综合征等状态下，这种失调所带来的影响表现得极为明显。

全身性疾病

全身性疾病同样是导致月经量增多不可忽视的因素。凝血功能障碍便是其中典型的一种，当身体的凝血机制出现问题时，使得血液难以凝固，从而直接导致月经量增多。

中医视角下的月经过多

从中医学的理论体系来看，月经过多被称作“崩漏”。中医认为，这一现象主要与脾不统血、肾失封藏、血热妄行、血瘀这四大病机密切相关。

· 脾虚型

脾虚型的情况，形象地说，就像是守护血液的堤坝不够牢固，难以有效地固摄血液，使得血液容易溢出脉外，造成月经量增多。

· 肾虚型

肾虚型则如同水库的闸门失灵，肾脏封藏血液的功能下降，无法正常管控经血的排出量。

· 血热型

血热型就好似体内燃起了熊熊大火，“火势太旺”迫使血液不受约束地四处妄行，从而导致月经量异常增多。

· 血瘀型

在临床上还有常见的血瘀型，这类患者的经血往往呈现暗紫色且伴有血块，这是因为瘀血在体内阻滞，新血无法顺利归经，只能以异常出血的形式排出体外。

◎ 为什么月经总是提前

● 内分泌失调

内分泌失调是月经提前的常见原因。在女性身体里，下丘脑-垂体-卵巢轴起着调节月经周期的关键作用。生活中长期的压力、不良情绪，如焦虑、抑郁等，会干扰这个“轴”的正常工作。当人压力大时，下丘脑和垂体的功能受影响，导致促性腺激素释放激素、促卵泡生成素和促黄体生成素分泌失常，卵巢排卵也就会出现异常，从而导致月经周期缩短。

不良生活习惯也会导致内分泌失调，如熬夜会打乱身体的生物钟，影响激素分泌；过度节食会让身体缺乏营养，雌激素合成不足；暴饮暴食引发肥胖，肥胖又会和内分泌相互影响，这些都可能导致月经提前。

● 妇科疾病

妇科疾病也是导致月经提前的重要因素。子宫肌瘤作为女性生殖器常见的良性肿瘤，会影响子宫正常收缩，使得血管破裂出血，进而让月经周期缩短、月经量增多；子宫内膜异位症则是正常子宫内膜跑到子宫体以外的地方，这些异位的内膜会随着月经周期出血，刺激周围组织，不仅引起疼痛，还会影响卵巢功能，导致月经提前。

药物影响

药物也可能是月经提前的“幕后推手”。紧急避孕药含有大量孕激素，服用后激素水平短期内大幅波动，很容易干扰月经周期。还有治疗精神疾病的药物，如抗抑郁药、抗精神病药等，会影响内分泌系统，造成月经紊乱。

中医调理月经提前

从中医角度来说，月经提前和气血、脏腑功能密切相关。中医认为，气能推动血液运行，血是月经的物质基础。如果气虚，就像“动力不足”，血液失去固摄，容易提前排出，造成月经提前。

中医调理方面，可以根据不同的证型进行调理。

· 气虚型

对于气虚的人，可以服用一些补气摄血的药物，如归脾丸等，平时也可以吃点山药、大枣等健脾补气的食物。

· 血热型

血热的人可清热凉血，多吃清热的食物，如绿豆、苦瓜等。

· 虚热型

虚热证则要滋阴清热，可以服用知柏地黄丸等滋阴清热药物。肝郁化火的人，还可以用玫瑰花、月季花等泡水喝，疏肝理气，也可在医生指导下服用丹栀逍遥散。

◎ 月经迟迟不来是怎么回事

月经正常情况下有着规律的周期。然而，不少女性都遭遇过月经“迟到”的情况，月经迟迟不来并非偶然，背后可能隐藏着多种原因，大致可分为生理性和病理性两大类。

● 生理性原因

· 怀孕

在众多导致月经推迟的生理性因素中，怀孕是最为常见的。当发现月经推迟时，有性生活的女性首先要考虑怀孕的可能性。

· 环境影响

除了怀孕，生活中的一些特殊情况也会影响月经周期。比如，突然改变生活环境，像是从温暖湿润的南方城市，一下子搬到寒冷干燥的北方城市，气候、饮食、作息等方面的巨大差异，会让身体一时难以适应，进而干扰内分泌系统，导致月经推迟。

· 情绪影响

长期处于精神高压状态，会影响下丘脑-垂体-卵巢轴的正常功能。这个轴就像是身体内分泌的“指挥中心”，一旦它的调节功能受到干扰，月经周期也会随之紊乱。

· 饮食影响

过度节食减肥也是导致月经推迟的“元凶”之一。身体在过度节食的状态下，营养摄入严重不足，脂肪含量急剧下降。而脂肪对于雌激素的合成至关重要，脂肪不足会使得雌激素分泌减少，无法维持正常的月经周期，最终导致月经迟迟不来。

病理性原因

· 疾病导致的内分泌失调

其中，多囊卵巢综合征就是典型代表。患有多囊卵巢综合征的女性，卵巢内会出现多个小卵泡，但这些卵泡却难以发育成熟并排卵，从而出现月经稀发甚至闭经的情况。

· 妇科疾病

一些妇科疾病同样会引发月经推迟的问题。例如宫腔粘连，常见于人工流产、刮宫等宫腔操作之后。这些操作可能会损伤子宫内膜，导致子宫腔部分或全部粘连在一起。粘连使得这条通道变得狭窄甚至堵塞，经血自然就难以顺畅流出，月经推迟也就随之而来，严重的情况下还会出现闭经。

· 卵巢早衰

卵巢早衰是指女性在40岁之前，卵巢功能就过早地出现衰退。卵巢功能减退意味着雌激素分泌大幅减少，月经周期会逐渐变得不规律，最终可能导致不来月经，同时还可能伴随潮热、盗汗、失眠等症状。

中医视角下的月经推迟

· 气血不足

气血不足是常见原因之一。中医认为，气能推动血液运行，血是月经的物质基础。当身体因为过度劳累、长期节食，或是患有慢性疾病等原因，导致气血亏虚时，血海就无法按时满盈，月经自然会推迟。这类女性通常还会伴有面色苍白、头晕、乏力等症状。

· 宫寒

宫寒也是导致月经推迟的重要因素。如果女性经常吃生冷食物，长期处于寒冷的环境中，或者自身阳气不足，寒邪就容易侵袭胞宫。胞宫受到寒邪的影响，气血就会凝滞，运行不畅，月经也就延迟了。一般来说，宫寒的女性在经期会明显感觉到小腹冷痛，热敷小腹后，疼痛可能会有所缓解。

· 肝郁气滞

长期抑郁、焦虑，会使肝气不舒，气的运行受阻。气不畅则血不畅，血液流通受到影响，月经周期就会紊乱，出现月经推迟的情况。这类女性往往还会伴有乳房胀痛、情绪烦躁等表现。

温馨提示

月经迟迟不来可能涉及多种因素，当出现这种情况时，女性朋友们应密切关注自身身体变化。如果月经推迟情况频繁出现，或伴有其他不适症状，一定要及时就医，以便明确原因，采取恰当的措施进行调理和治疗。

◎ 月经为何总是拖很长时间不干净

月经，本应在2~8天内正常结束，可有些女性却被月经淋漓不尽所困扰，经期远远超过正常时间。月经总是拖很长时间不干净，背后的原因较为复杂，主要有以下三个方面。

内分泌失调

内分泌系统就像身体里的精密“时钟”，调控着月经周期。一旦“时钟”出了问题，月经就可能变得紊乱。功能失调性子宫出血就是常见的内分泌失调引发的问题，多发生在青春期和围绝经期。青春期女性的下丘脑-垂体-卵巢轴尚未发育成熟，就像一台新机器，各个零件还没磨合好，容易出现调节异常。围绝经期女性则是因为卵巢功能逐渐衰退，雌激素和孕激素分泌不稳定，使得子宫内膜不规则脱落，导致月经经期延长、淋漓不尽。

妇科疾病

· 子宫肌瘤

子宫肌瘤是其中较为常见的一种，它会影响子宫的正常收缩，从而导致月经持续时间延长。

· 子宫内膜炎

子宫内膜炎也是影响月经的重要因素。炎症会影响子宫内膜的修复过程，就像伤口反复感染难以愈合一样，子宫内膜在炎症的刺激下，出血时间延长，月经自然就拖拖拉拉不干净。

· 子宫内膜息肉

子宫内膜息肉是子宫局部内膜过度生长形成的肿物，它会打乱子宫的正常生理功能，影响内膜的脱落和修复，进而造成月经淋漓不尽。

全身性疾病

· 血小板减少性紫癜

血小板减少性紫癜的患者体内血小板数量减少，而血小板在凝血过程中起着关键作用，血小板不足时，血液就难以正常凝固，月经期间出血也就不容易止住。

· 白血病

白血病会影响骨髓的正常造血功能，导致凝血因子缺乏，使得月经出血时间延长。

· 肝脏疾病

肝脏疾病也不容忽视，肝脏是人体重要的代谢器官，对雌激素的代谢起着关键作用。当肝脏出现问题时，雌激素的代谢受到影响，体内雌激素水平升高，可能会引起子宫内膜过度增生，进而导致月经淋漓不尽。

中医视角下的月经淋漓不尽

· 脾虚

脾虚是常见原因之一，脾在中医理论中负责统摄血液，就像一个“管家”，管理着血液在血管内正常流动。当脾虚时，这个“管家”失职，血液失去约束，就会出现月经淋漓不尽的情况。这类女性通常还伴有食欲不振、腹胀、大便稀溏等症状。

· 肾虚

肾虚时，肾主封藏的功能失常，冲任不固，月经就容易出现淋漓不尽的现象，同时可能伴有腰膝酸软、头晕耳鸣、夜尿频多等症状。

· 血瘀

血瘀也是导致月经淋漓不尽的因素。当体内有瘀血阻滞时，血液运行不畅，新血无法正常归经，就会出现月经淋漓不尽且量时多时少的情况。常见的原因有情志不畅，长期的抑郁、焦虑会导致气血瘀滞；经期受寒，寒邪凝滞血脉，也会形成血瘀。

月经淋漓不尽，可能是多种因素单独或共同作用的结果。如果出现这种情况，一定要及时就医，通过妇科检查、B超、血常规、凝血功能检查等，明确病因，进行针对性治疗。

◎ 月经才干净1周为什么又有一点点出血

非经期的点滴出血，医学上称“异常子宫出血”，月经干净没多久又出现少量出血，这让不少女性感到担忧和困惑。这种情况可能由多种因素引起：

● 排卵期出血

月经干净1周左右，很多女性可能正处于排卵期。在排卵期间，雌激素水平会出现短暂下降，这就像一场小小的“激素风暴”。这种出血通常量很少，可能只是白带中带有血丝，或者出现点滴状出血，一般持续1~3天就会自行停止。同时，有些女性还可能会感到一侧下腹轻微疼痛，这就是我们常说的“排卵痛”。它是一种正常的生理现象，一般不需要特殊处理。

● 妇科疾病

一些妇科疾病也可能导致月经干净1周后再次出血。宫颈息肉是较为常见的原因之一，宫颈息肉是宫颈管黏膜局部增生形成的赘生物，它质地比较脆弱，表面血管丰富。当受到一些刺激，比如性生活、妇科检查时，就容易引起出血。这种出血通常量不多，但会反复出现。再比如子宫内膜炎，在炎症的持续刺激下，子宫内膜也可能出现少量出血。另外，子宫肌瘤也不容忽视，尤其是黏膜下肌瘤，它会影响子宫的收缩，导致血管破裂出血，从而出现月经干净后再次出血的情况。

● 内分泌失调

内分泌失调同样可能引发这种情况。长期的精神压力、不良的生活习惯（如熬夜、过度节食）等，都可能打乱内分泌系统的正常节奏。内分泌系统一旦失衡，激素分泌就会出现异常。如甲状腺功能异常，无论是甲状腺功能亢进还是减退，都会影响身体的代谢和内分泌，进而干扰月经周期，导致月经干净后又出现少量出血。

其他因素

放置宫内节育器的女性，节育器可能会对子宫内膜产生一定的刺激，引起子宫收缩，导致子宫内膜局部破损，出现少量出血；另外，一些药物也可能有这样的副作用，比如紧急避孕药；此外，性生活过于剧烈也可能导致阴道或宫颈局部损伤，引起少量出血。

温馨提示

月经干净1周后又有少量出血的原因多种多样。如果只是偶尔出现一次，且出血量少、持续时间短，没有其他不适症状，可能是生理性原因导致的，可以先观察。但如果这种情况反复出现，或者出血量较多，伴有腹痛、发热等症状，一定要及时就医。

◎ 月经不调如何调养

月经不调是许多女性面临的困扰，它不仅影响生活质量，还可能反映出身体潜在的健康问题。通过合理的饮食调养和中医调养，可以在一定程度上改善月经不调的状况，帮助女性恢复正常的月经周期。

饮食调养

· 经前饮食注意事项

在月经前1周，饮食要更加谨慎。应严格避免冷饮，包括冰激凌、生鱼片等，寒冷刺激会使血管收缩，不利于经血的排出，可能导致痛经或月经推迟。

· 经期饮食选择

经期的饮食对缓解月经不调症状也非常关键。应避免食用一切生冷、不易消化和刺激性的食物（如辣椒、生葱、生蒜、胡椒、烈性酒等），这些食物会刺激子宫，加重经期不适。

中医调养

· 气滞血瘀

气滞血瘀型的女性，月经颜色暗，有血块，伴有胀痛感。针对这种情况，可以使用益母草颗粒活血化瘀。益母草具有活血调经的作用，能促进经血排出，缓解气滞血瘀引起的月经不调。一般在经期前3~5天开始服用，按照说明书或遵医嘱服用即可。

· 寒湿凝滞

寒湿凝滞型的女性，常常会感到小腹冷痛，畏寒怕冷。艾附暖宫丸是温经散寒的经典方剂，它由艾叶、香附、肉桂等中药组成，能有效驱散子宫内的寒气，温暖胞宫，改善月经不调的症状。建议在经前1周开始服用，连续服用至月经结束，具体用量需遵循医嘱。

· 气血虚弱

气血虚弱型的女性，在月经后可能会出现隐痛，同时伴有神疲乏力、面色苍白等症状。八珍益母丸具有补气养血的功效，它由八珍汤和益母草组成，既能补充气血，又能调理月经。可在月经干净后开始服用，连续服用2~3周，帮助改善气血虚弱导致的月经不调。

据世界卫生组织统计，全球50%~90%的育龄女性曾经历过不同程度的痛经，其中10%~15%的人因剧烈疼痛而影响正常生活。事实上，痛经并非简单的“忍一忍就过去”，它可能是身体发出的警示信号，也可能与疾病、激素、心理等因素密切相关。我们一起来揭开痛经的真相，让我们能更从容地面对这份“周期性考验”。

◎ 是什么原因导致了痛经

痛经是指女性在月经期间或经期前后出现的下腹部疼痛，常伴随腰酸、恶心、乏力等症状。根据病因不同，可分为原发性痛经和继发性痛经。

● 原发性痛经

指无盆腔器质性病变的痛经，占痛经患者的90%，多见于青春期女性，从初潮开始就经常痛经，经检查后却发现身体没什么毛病，多为子宫平滑肌过度收缩或缺血，导致疼痛。疼痛多从月经来潮前数小时开始，持续1~3天。

● 继发性痛经

指因盆腔炎、子宫内膜异位症、子宫腺肌病等器质性疾病引起的痛经，多见于育龄期女性。疼痛逐渐加重，可能贯穿整个经期，甚至经期结束后仍持续。

◎ 哪些疾病可以导致痛经

子宫内膜异位症

这种疾病很常见。顾名思义，就是子宫内膜移到别的地方去了，来月经的时候，一些异常的位置出血，就会产生疼痛。最常见的异常位置有卵巢、盆腔腹膜以及阴道和直肠之间的组织(直肠阴道隔)，罕见的位置还可能有肠道、输尿管、膀胱，甚至腹腔外。这些异常位置出血会刺激腹膜，导致痛经。如果引起卵巢囊肿，就称为卵巢子宫内膜样囊肿，由于该囊肿内液体特别像巧克力，因此又称为巧克力囊肿。

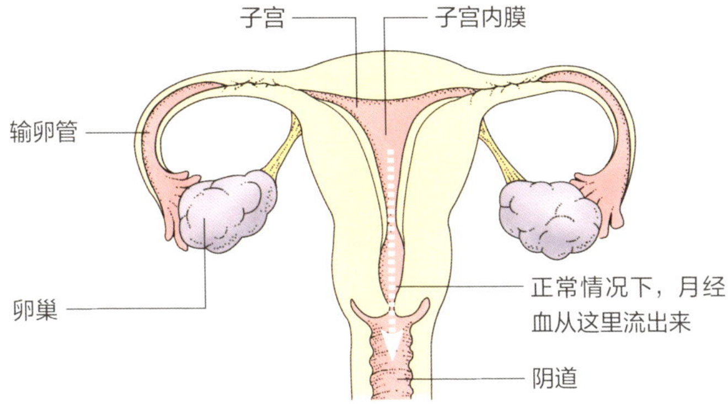

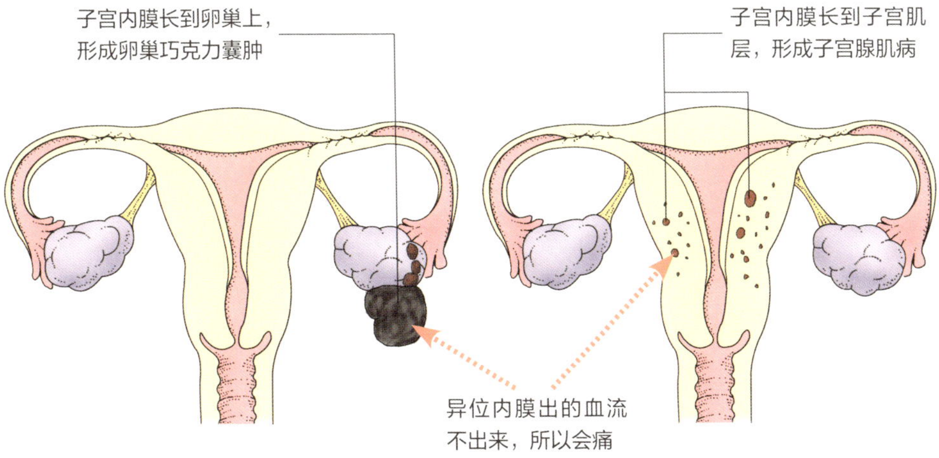

子宫内膜异位症是一种比较特殊的疾病，在医学上我们有时戏称它为“良性的疾病，恶性的表现”，主要就是因为治疗它非常困难，药物治疗和手术治疗都有很高的复发率，而且容易影响生育，造成受孕困难。目前，治疗手段主要取决于患者的症状、年龄、生育需求。对于子宫内膜异位症导致的痛经，通常情况下需要医生详细检查和评估以后，才能决定具体的治疗方式。对于症状较轻的患者，如果没有囊肿或者囊肿较小，那么较为简单的治疗方法是口服避孕药。对于子宫内膜异位症的治疗，还存在着所谓“怀孕是子宫内膜异位症最好的治疗”的说法。足月妊娠和分娩会让体内产生大量的孕激素，这对于子宫内膜异位症有很强的抑制作用，所以很多人在怀孕以后，痛经症状就会得到很大的缓解，甚至短期之内不再出现。当然，足月怀孕的次数越多，子宫内膜异位症也就越不容易加重。相反，早期流产会加重子宫内膜异位症，所以很多人在流产以后出现痛经的症状。

子宫腺肌病

这种疾病和子宫内膜异位症有相似之处，以前也被认为是子宫内膜异位症的一种特殊类型。异位的子宫内膜会对局部产生刺激，导致子宫壁增厚，甚至可能会在局部形成一个瘤样组织。患者会出现痛经的症状，而且子宫腺肌病产生痛经的严重程度通常比子宫内膜异位症要大，也会影响生育。对于子宫腺肌病，如果症状严重，通常需要进行手术治疗，剔除局部异位的子宫内膜(如今，也有一些不需要做手术的新方法，如聚焦超声治疗子宫腺肌病)。子宫腺肌病是否需要治疗，同样需要先评估疾病的严重程度。

慢性盆腔炎

这是由于在月经期，整个盆腔会充血，炎症的刺激会导致疼痛。该病缺少特别有效的治疗方案，建议以理疗配合中药治疗，病情可能会获得缓解。

引起痛经的原因中较为罕见的情况是子宫畸形，如残角子宫、阴道斜隔综合征等都会导致经血流出不畅，这些情况均需要经过详细的检查才能明确诊断，确诊后一般需要手术治疗。

总之引起痛经的病因比较多，有些情况没有办法预防，但是有些情况是可以预防的。例如流产，不少人在流产后开始出现痛经，所以避免流产不仅能保护子宫，还能预防痛经。

痛经需要到医院就医吗

痛经是否需要就医，取决于疼痛的程度、持续时间以及是否伴随其他症状。以下是两种常见情况的判断标准：

原发性痛经（生理性痛经）

通常发生在月经初潮后的1~2年内，疼痛集中在经期前1~2天或经期第1天，持续数小时至2~3天。疼痛多为下腹部痉挛性疼痛，可能伴有腰酸、乏力，但不会严重影响日常生活。这种情况一般不需要就医，可以通过热敷、休息、服用止痛药（如布洛芬）或调整生活方式（如规律运动、饮食调理）来缓解。

继发性痛经（病理性痛经）

如果痛经症状逐渐加重，疼痛时间延长（超过3天），或伴随以下情况，建议及时就医：

月经量异常增多或减少；

非经期也出现下腹疼痛；

性交疼痛、排便疼痛；

经期发热、恶心、呕吐等全身症状；

痛经严重影响日常生活，甚至无法正常学习或工作。

这些症状可能与子宫内膜异位症、子宫腺肌病、盆腔炎等疾病有关，需通过妇科检查（如B超、激素检测）明确病因并针对性治疗。

总之，如果痛经症状轻微且规律，可通过自我调理缓解，无需过度担心；如果痛经严重影响生活或伴随异常症状，建议尽早就医，排查潜在疾病，避免延误治疗。

要注意：每位女性的身体状况不同，不要因为“别人都说痛经正常”而忽视自己的身体信号。

◎ 原发性痛经如何调养

生活调养

非生理期坚持每周3~5次有氧运动（如散步、慢跑、瑜伽、游泳或跳操），每次30分钟运动，可以提升盆底肌力量。

生理期可做轻柔运动，如简单拉伸、慢走。瑜伽中猫牛式、下犬式能伸展腹部肌肉，促进盆腔血液循环，缓解子宫平滑肌痉挛。生理期要避免高强度、长时间运动及腹部受压动作。

生理期还要注意保暖，可用热水袋或暖宝宝敷下腹部（15~20分钟），促进血液循环，缓解子宫痉挛。

饮食调养

平时应避免进食生冷食物，以免诱发或加重痛经。

经前1周开始严格忌口避免冷饮、高糖食品（如奶茶、蛋糕），因冷刺激和血糖波动会加剧痉挛。同时应减少咖啡因、酒精摄入，以免刺激神经加重痛感。

经期避免一切生冷、不易消化和刺激性的食物，如辣椒、生葱、生蒜、胡椒、烈性酒等。可适当吃些有酸味的食品，如酸菜、食醋等，酸味食品有缓解疼痛的作用。也可以补充一些维生素和矿物质，如维生素B_1、维生素B_6、镁（坚果、全谷物、绿叶蔬菜），抑制神经兴奋，放松子宫肌肉。同时服用温性药膳缓解痛经，如红糖姜枣茶（生姜切丝+红枣3颗煮10分钟，经期每天1杯）。

中医调理

中医调理原发性痛经效果显著，常见的中医调理方法如下：

中药调理

请在中医师指导下根据体质辨证用药：

气滞血瘀型：表现为经血色暗有块、胀痛，可选用益母草颗粒活血化瘀。

寒湿凝滞型：表现为小腹冷痛、畏寒，可选用艾附暖宫丸温经散寒。

气血虚弱型：表现为经后隐痛、精神疲乏，可选用八珍益母丸补气养血。

中医外治法

从“宫寒血瘀”根源调理：

艾灸关元穴调养痛经

艾灸关元能温补阳气，调和气血，促进局部血液循环，从而缓解疼痛，对虚寒痛经疗效显著。

- 艾灸方式：一般采用艾盒灸或艾条灸的方式进行艾灸。艾条灸时，将艾条点燃，距离皮肤2~3厘米。
- 艾灸时间：一般在月经来潮前1周为最佳治疗时期，可每日或隔日施灸，每次艾灸时间在15~20分钟即可，直到经期结束。

注意事项

施灸过程中应防止烫伤；艾灸后1小时内不宜接触冷水或洗澡；灸后多喝温开水，避免进食生冷食物。经期月经量多过时不宜施灸。

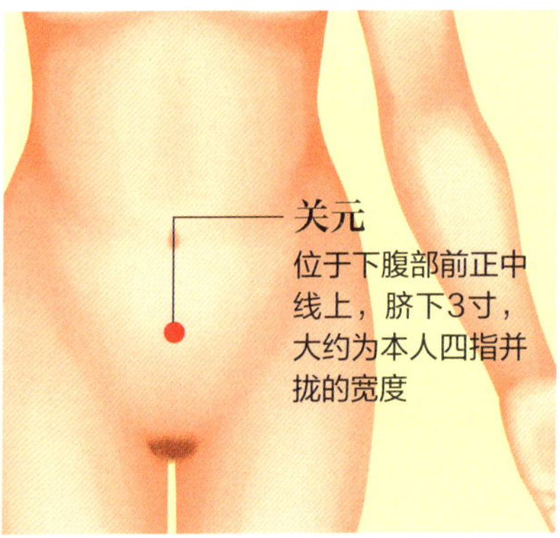

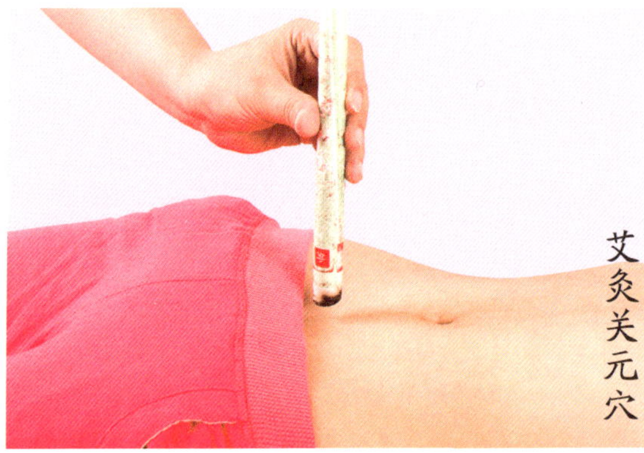

中药足浴调养痛经

中药足浴能温经散寒，养血通脉，适用于虚证及寒证的痛经。

- 中药足浴包：益母草15克，桃仁15克，延胡索15克，香附15克，小茴香15克，艾叶15克。
- 操作要点：将上述浴足包放入药罐中加适量清水，煮沸后继续煮15分钟左右，将药液倒入脚盆中，先熏蒸，待温度适宜时泡洗双脚，每次泡洗15~20分钟，每天1次，经前1周开始，连续7天，连续治疗3个月为1个疗程。

注意事项

泡洗时以全身微汗出为度，泡洗后应避风寒，避免进食生冷食物。经期月经量多时不宜泡洗。

第二章

常见妇科炎症，中医调理有妙招

妇科炎症，作为困扰女性的常见健康问题，

你了解多少？

妇科炎症出现的各种“不适信号”，你注意到了吗？

妇科炎症发出来的“健康警报”，你又读懂了吗？

让我们一起来看看吧。

白带，了解女性健康状况的又一途径

◎ 什么是正常白带

正常的白带呈白色稀糊状或蛋清样，高度黏稠，无腥臭味，量少，对女性的健康无不良影响。

◎ 异常白带什么样

当白带的色、质、量发生异常改变时我们就称为白带异常。

白带异常的原因很多，包括生殖系统感染、生殖系统肿瘤、滥用抗生素、频繁阴道盥洗以及不注意生殖系统卫生等。

女性的『难言之痒』——阴道炎

◎ 出现哪些症状是阴道炎的信号

白带增多、外阴瘙痒，以及外阴红、肿、痛的症状是阴道炎的信号。不同症状又预示着不同类型的阴道炎——

1. 豆渣样白带增多，同时有外阴瘙痒提示外阴阴道假丝酵母菌病。

2. 黄色泡沫样白带增多，外阴瘙痒、不适，严重的时候还有尿痛、尿频、尿急提示滴虫性阴道炎。

3. 鱼腥味的、稀薄泡沫样的白带增多，同时伴有外阴瘙痒、不适，提示为细菌性阴道病。

4. 外阴红、肿、痛，白带呈黄绿色，严重的时候伴有尿频、尿急、尿痛等一些症状，提示可能为性病，比方说淋病或者支原体、衣原体引起的阴道炎。

◎ 常见阴道炎的诱发原因有哪些

引起女性阴道炎的原因包括以下几方面：

1. 主要是由于日常不注意卫生。因为女性的阴道与外阴直接与外界相通，如果不注意清洗内裤，或者接触了一些不干净的卫生用品就容易引起阴道炎症。

2. 性生活时，如果不注意清洗外阴或者男方不注意卫生，容易造成男方阴茎上的致病菌感染女性的阴道，引起阴道炎症。

3. 当女性的抵抗力下降时，阴道内的机会性致病菌趁机繁殖引起阴道炎。

4. 其他部位的一些炎症，例如盆腔炎症可以蔓延到女性的阴道内从而引起阴道炎。

◎ 常见阴道炎如何治疗

西医治疗

清洗液

使用2%~4%的小苏打水冲洗外阴，每日1~2次，2周为1个疗程。

用0.5%~1%乳酸或醋酸溶液或1:5000高锰酸钾溶液冲洗阴道，每日1次，7天为1个疗程。

需在医生指导下选择其中一种清洗液治疗。

药物治疗

需请专业的医生辨别清楚属滴虫性阴道炎、非特异性阴道炎、念珠菌性阴道炎、老年性阴道炎、细菌性阴道病5种阴道炎中哪一种后再开药。

物理治疗

主要包括微波治疗、红外线疗法、激光治疗等，由医生决定治疗方案。

中医治疗

中医治疗阴道炎的方法较多，例如中药汤药内服、中药煎汤熏洗、艾灸、按摩等。自己在家可以做到的既简单又具特色的治疗有中药煎汤熏洗、艾灸三阴交、按摩足三里等。

中药煎汤熏洗

就是利用药物煎汤乘热在皮肤或患处进行熏蒸、淋洗的治疗方法（一般先用药汤蒸气熏，待药液温度合适时再洗）。此疗法是借助药力和热力，通过皮肤、黏膜作用于机体，促使腠理疏通、脉络调和、气血流畅，从而达到预防和治疗疾病的目的。

- 组方：黄柏10克、苦参10克、蛇床子10克、地肤子10克、土茯苓10克、白芷10克、蒲公英10克、泽泻10克、龙胆10克、栀子10克、通草10克、薄荷10克（后下）。
- 操作要点：以上药物煎取汤汁500毫升，放置至水温适宜（与体温基本一致）时，熏洗外阴。熏后用阴道冲洗器（药店可以买到）将药液吸入冲洗器中注入阴道内。每晚熏洗1次，连续熏洗1周。

注意事项

经期及孕期妇女禁用中药熏洗。

艾灸三阴交

适用于一切妇科炎症。

三阴交穴是足三阴经（肝、脾、肾）的交会穴。人体当中能够同时调理肝、脾、肾三条经脉的穴位仅此一个，尤其适合调理妇科、消化系统及内分泌问题。

以下是关于时间和频率的建议，需根据个人体质和需求调整：

- 单次艾灸时间

保健调理：每侧穴位灸 10~15分钟，双侧可交替进行。

体质偏寒或慢性病：可延长至 15~20分钟，但需避免灼伤皮肤。

初次尝试者：从5分钟开始，逐渐适应后增加时间。

- 艾灸频率

日常保健：每周 2~3次，连续灸1个月后休息1周。

调理病症（如痛经、失眠等）：初期可每日或隔日1次，症状缓解后改为每周2~3次。

体质虚弱者：频率降低至每周1~2次，避免过度耗气。

- 最佳时间

上午（9~11点）：脾经当令，此时艾灸三阴交效果更佳。

睡前1~2小时：有助于改善睡眠，但需避免过晚艾灸出现因兴奋影响入睡。

避开以下情况：饭后过饱、饥饿、疲劳或经期（量多时慎灸）。

- 疗程建议

连续艾灸 7~10天为1个疗程，休息2~3天后再继续。

慢性调理建议坚持 1~3个月，根据身体反应调整方案。

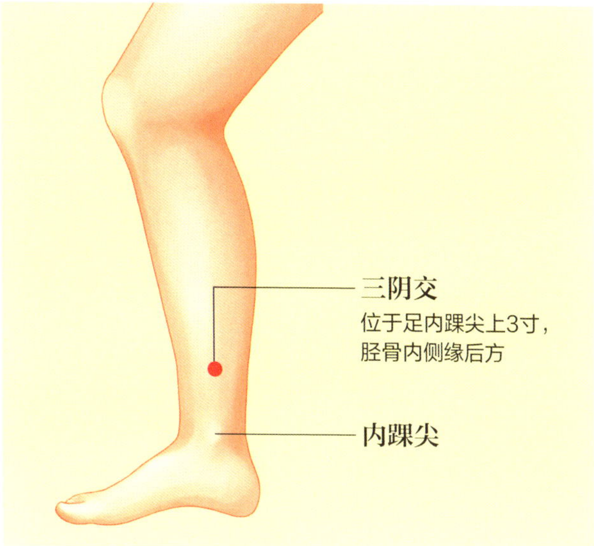

注意事项

体质禁忌

阴虚火旺（口干、潮热）者慎灸，或缩短时间；孕妇禁用。

皮肤保护

艾条距离皮肤2~3厘米，局部微热即可，避免烫伤。

补充水分

艾灸后要喝温水，避免吹风受凉。

个体差异较大，若艾灸后出现口干、上火等症状，需减少频率或咨询中医师调整方案。

◎ 阴道炎治了又犯，如何才能彻底治好

建议女性定期清洁外阴，保持干燥，避免细菌滋生。多食用温补食物，如红枣、枸杞等，避免生冷、辛辣食物。增强体质，促进气血循环。

在阴道炎治疗期间需禁止性生活，禁止盆浴。注意外阴卫生，饮食清淡，作息规律可以预防阴道炎复发。

足三里保健法可防治老年性阴道炎。足三里是保健要穴，民谚云："常按足三里，胜吃老母鸡"。

下面是常见的足三里保健法：

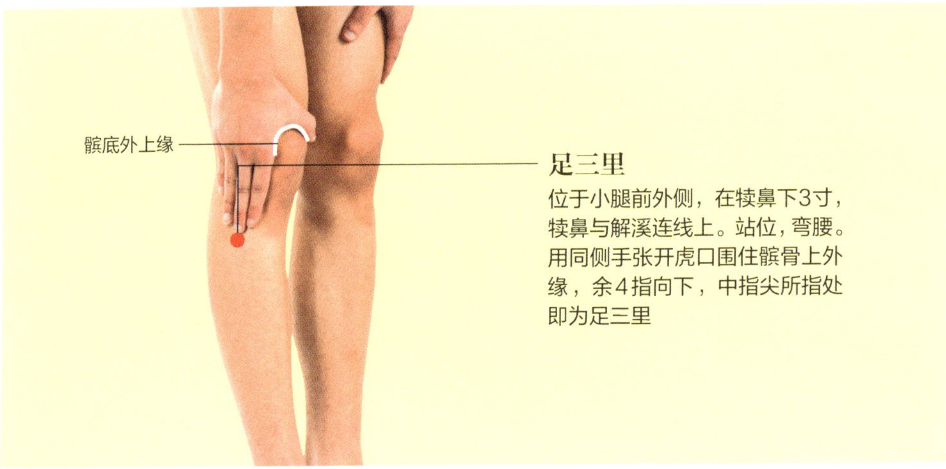

足三里

位于小腿前外侧，在犊鼻下3寸，犊鼻与解溪连线上。站位，弯腰。用同侧手张开虎口围住髌骨上外缘，余4指向下，中指尖所指处即为足三里

按压法

用拇指或示指指腹垂直按压穴位，力度以产生酸胀感为宜，持续3~5分钟后放松，重复2~3次。

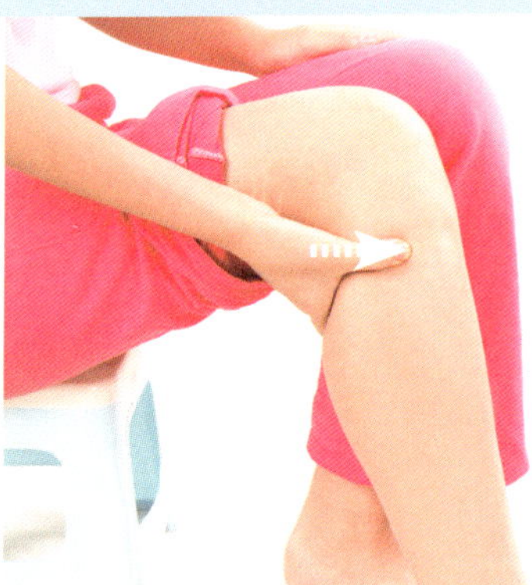

按压足三里穴

艾灸法

适合虚寒体质者，艾条距离皮肤2~3厘米，温灸10~15分钟至局部温热。

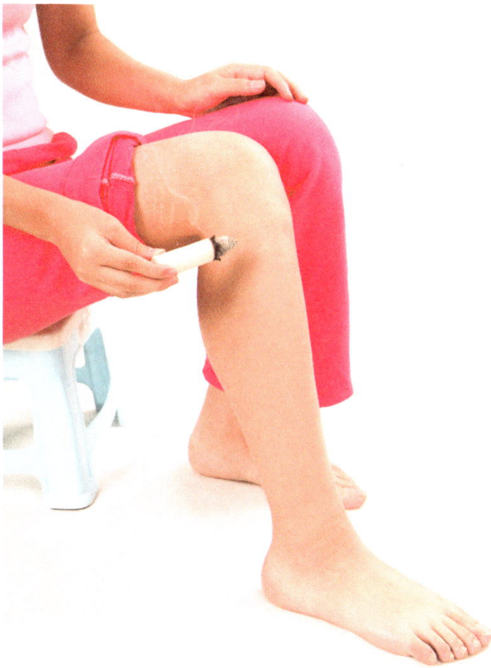

艾灸足三里穴

敲打法

手握空拳，轻敲足三里区域，每次5分钟，可促进气血循环。

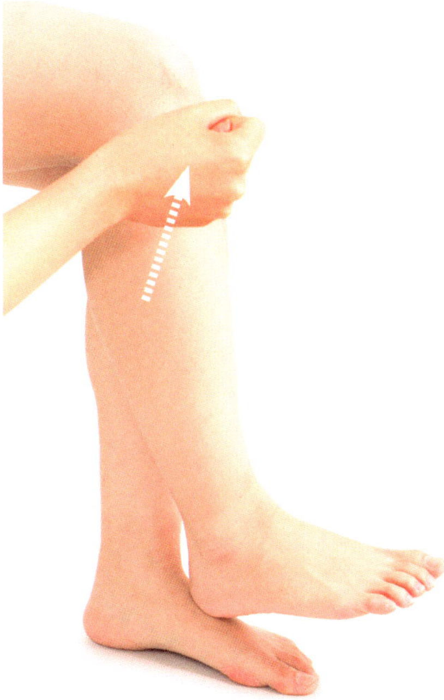

敲足三里穴

◎ 盆腔炎有哪些症状

盆腔炎的主要症状包括下腹部疼痛、异常阴道分泌物、月经不调、发热、性交痛或排尿不适等，严重时可引发不孕或宫外孕。具体症状因感染程度和个体差异有所不同，需及时就医明确诊断。

◎ 什么原因会导致盆腔炎

盆腔炎主要由病原体感染引起，常见诱因包括性传播疾病、宫腔手术操作、邻近器官炎症扩散等。从外界侵入的淋球菌、衣原体、支原体，以及女性阴道内正常存在的大肠埃希菌、金黄色葡萄球菌、链球菌等通过阴道或宫颈上行感染至盆腔，引发子宫、输卵管、卵巢及周围组织的炎症反应。

◎ 盆腔炎有哪些危害

盆腔炎的危害包括月经紊乱、不孕、异位妊娠、抵抗力下降、其他部位感染、慢性盆腔痛，严重时可引起败血症和感染性休克。

◎ 如何治疗盆腔炎

盆腔炎分为急性盆腔炎和慢性盆腔炎。

急性盆腔炎大多数可以彻底治好，但慢性盆腔炎易反复，治好的概率通常较低。

急性盆腔炎与慢性盆腔炎的症状与疗法类似，主要症状为腹部疼痛、发热、尿频、尿痛、阴道分泌物增多等。

西医治疗

以抗菌药物治疗为主，必要时手术治疗。

首选β-内酰胺类+甲硝唑+四环素类方案：如头孢+甲硝唑+多西环素；

或喹诺酮类+甲硝唑方案，如左氧氟沙星+甲硝唑；

或大环内酯类+甲硝唑方案，如阿奇霉素+甲硝唑；

为覆盖沙眼衣原体或支原体，可加用多西环素0.1克口服，每日2次连用14日；或米诺环素0.1克口服，每日2次，连用14日。

物理治疗

采用短波、激光等物理治疗方法。若患者治疗效果较差，甚至出现盆腔脓肿等较为严重的情况，可能需要进行穿刺引流、腹腔镜手术等方法进行治疗。

中医治疗

急性盆腔炎

急性盆腔炎的中医治疗以清热解毒、活血化瘀为主，请在中医师指导下根据体质辨证用药：

湿热瘀结型

- 分辨要点：下腹持续疼痛拒按，带下量多色黄、质稠臭秽，舌红苔黄腻，脉滑数。
- 推荐方剂：银甲丸（金银花、连翘、红藤、蒲公英、鳖甲等），可清热利湿、化瘀止痛。
- 中成药：妇科千金片（清热除湿）、金刚藤胶囊（解毒散结）。

热毒炽盛型

- 分辨要点：高热寒战，腹痛剧烈，带下脓血，口渴烦躁，舌红绛苔黄燥。
- 推荐方剂：五味消毒饮（金银花、野菊花、蒲公英、紫花地丁、紫背天葵子），配合大黄牡丹汤（大黄、牡丹皮、桃仁等）增强泻热逐瘀。
- 中成药：炎立消胶囊（清热解毒）、一清胶囊（泻火通便）。

慢性盆腔炎

- 食疗方：土茯苓50克，芡实30克，金樱子15克，石菖蒲12克，猪瘦肉100克，文火煲汤，加盐调味，饮汤食肉。本方健脾补肾，解毒祛湿，有助于慢性盆腔炎的康复。

- 拇指点揉法：用拇指点揉手掌劳宫穴2分钟左右，两只手相互交替点揉。

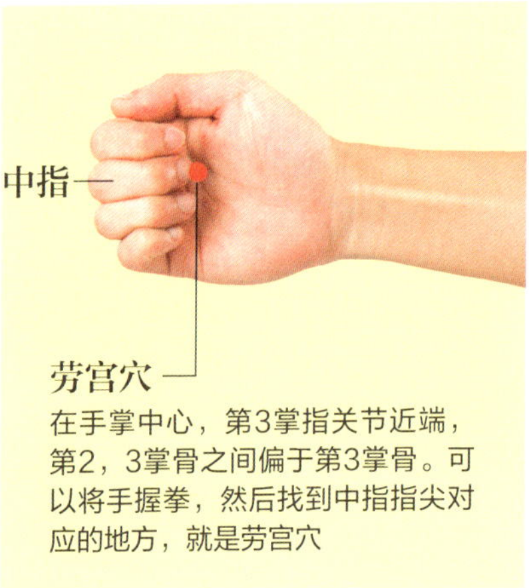

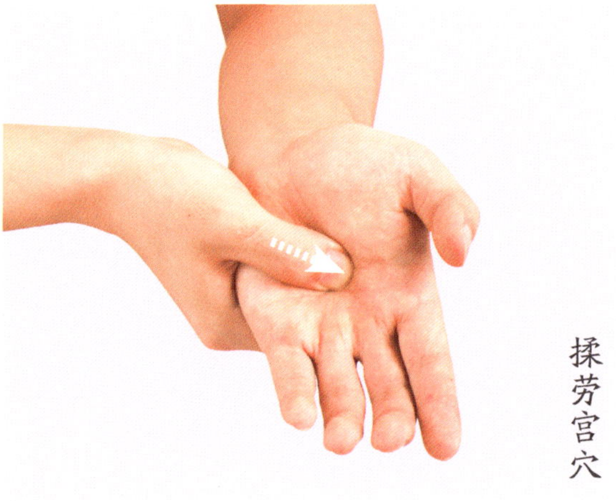

- 针刺治疗：针刺可以通过刺激穴位，调节人体气血运行，从而达到治疗盆腔炎的目的。常选用的穴位有气海、关元、中极、三阴交、足三里等。

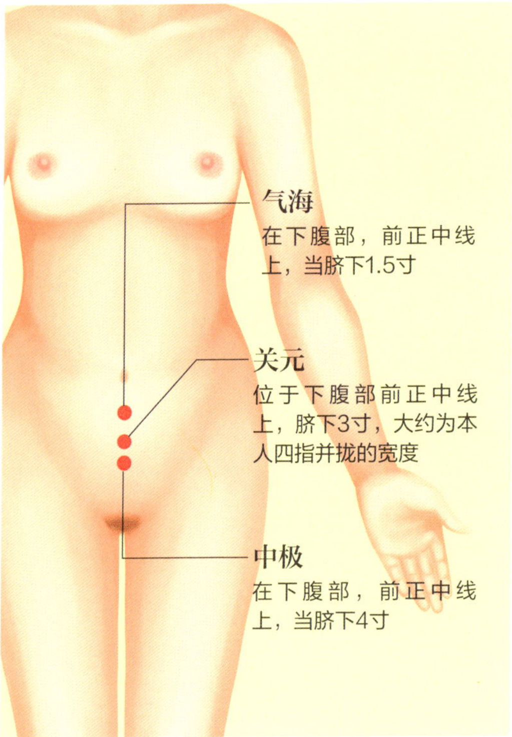

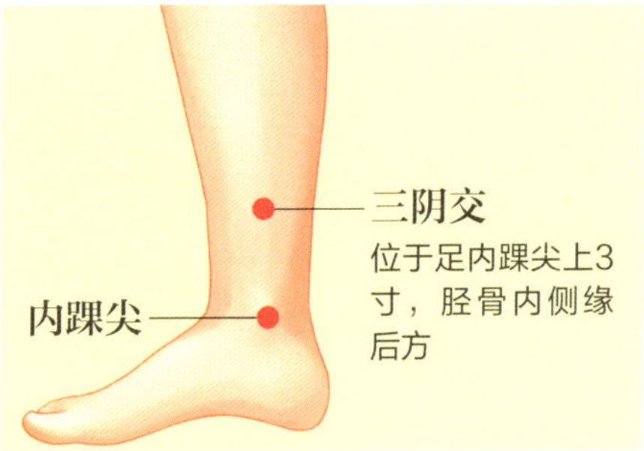

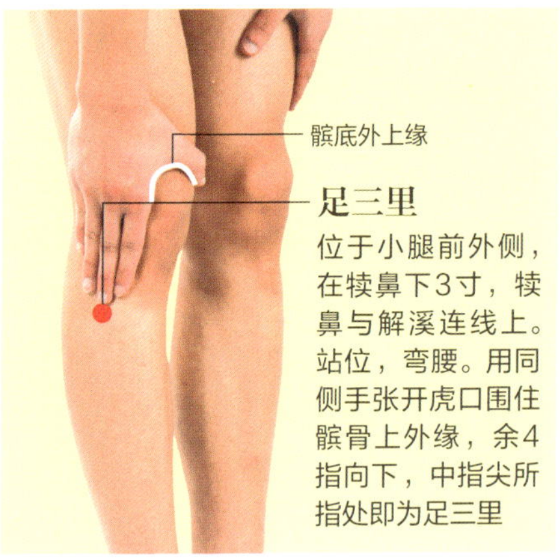

– 艾灸：艾灸可以通过温热刺激穴位，促进血液循环，从而达到治疗盆腔炎的目的。常用穴位为神阙穴。保持局部有温热感而不至烫伤，每次灸15~30分钟。

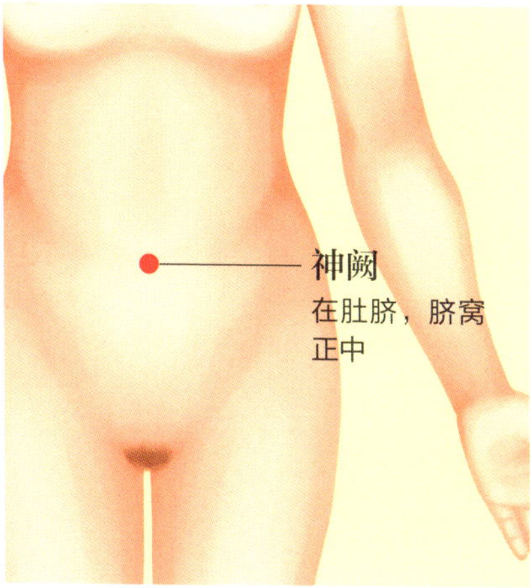

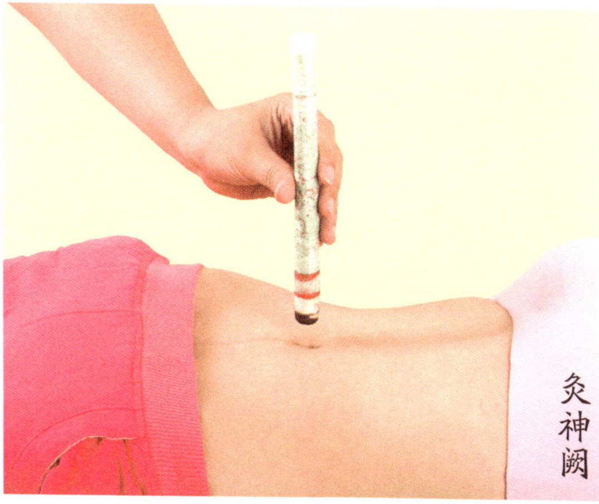

需要注意的是，中医治疗盆腔炎需要根据患者的具体情况进行辨证论治，因此建议患者在医生的指导下进行治疗。

◎ 如何预防盆腔炎

预防盆腔炎的核心措施包括以下几方面：

1. 保持个人卫生。

2. 避免不洁性行为。

3. 适当锻炼，常按足三里穴位，增强免疫力。

4. 及时治疗生殖系统感染。

温馨提示

1.保持外阴清洁干燥，避免搔抓。治疗期间禁止性生活。内裤及洗涤用的毛巾，应煮沸5~10分钟以消灭病原体，并应对性伴侣进行治疗。

2.通过科学的主动防护，可有效降低感染风险，保护生殖健康。

◎ HPV感染有哪些症状

医学研究证明，80%~90%的HPV感染属于"一过性感染"，多数感染可通过自身免疫力在1~2年内清除病毒，仅少数持续感染可能引发宫颈病变甚至癌变。

HPV感染的临床表现多种多样，大多数一过性宫颈HPV感染无明显的临床症状，而持续性感染则可能出现带下量多，色白或黄，质地黏稠或稀薄，或有异味，或伴阴痒等表现。

若并发宫颈鳞状上皮病变，早期可能仍无特殊症状，随着病情进展可出现接触性出血、不规则阴道出血或绝经后阴道出血。

若进展为宫颈癌，则可能出现月经期延长、月经量增多，白色或血性、水样或米泔水样、有腥臭味的阴道排液，晚期甚至出现尿频、尿急、便秘、下肢肿痛等继发症状。

◎ 什么原因会导致HPV感染

HPV的感染途径多样，除了性接触外，间接接触如使用公共马桶、浴池游泳或使用不干净的浴巾等也可能导致感染。因此，感染HPV并不直接反映个人的私生活状况，不能盲目贴上"不检点"的标签。

◎ HPV感染有哪些危害

HPV感染可能引发尖锐湿疣、宫颈癌前病变、宫颈癌等疾病，后果主要包括生殖器疣体增生、黏膜组织异常改变、恶性肿瘤风险、母婴传播、心理影响增加。具体影响与病毒亚型、免疫状态等因素相关。

◎ HPV感染如何治疗

HPV感染后，西医没有特殊的治疗方式，也没有特效药，哪怕用干扰素也不一定能转阴。

对于HPV感染引起的严重病变，如严重的尖锐湿疣、宫颈癌前病变等，可能还需要进行手术等西医治疗。治疗方案需根据患者具体情况而定，高级别病变可能需要先手术，再配合中医调理。单纯感染期以中医调理体质为主；癌前病变期视情况选择物理治疗或手术，术后用中医治疗促进修复；术后康复期则用中医治疗帮助身体恢复。

中医通过增强人体正气（免疫力），改变病毒赖以生存的体内环境，从而达到“祛邪外出”的目的。以下是常见的中医治疗方法：

中药内服

湿热邪毒证

- 症状：外阴瘙痒，带下量多，色黄或呈脓性，质黏稠，有臭气；胸闷纳呆，口苦而黏腻，小便短赤；或伴有血性白带；舌红，苔黄腻或厚，脉濡数。
- 调理方药：五味消毒饮加减。

湿热下注证

- 症状：外阴瘙痒、灼热，或局部疼痛；或伴有性交后出血，带下量多，质稠黏腻不爽；心烦易怒，口干口苦；舌质红，苔黄腻，脉滑数。
- 调理方药：龙胆泻肝汤加减。

脾阳虚证

- 症状：带下量多，色白或淡黄，质稀薄，无臭气，绵绵不断；神疲倦怠，面色白或萎黄，四肢不温或浮肿，纳少便溏；舌淡苔白或腻，脉缓弱。
- 调理方药：完带汤加减。

肾阳虚证

- 症状：白带量多，色白清冷，质稀薄，淋漓不断；腰酸如折，畏寒肢冷，小腹冷感，小便频数清长，夜间尤甚，大便溏薄；舌质淡润，苔薄白，脉沉迟。

- 调理方药：内补丸加减。

阴虚夹湿证

- 症状：带下量多，色黄或赤白相兼，质黏稠，有气味，外阴灼热或瘙痒；腰膝酸软，头晕耳鸣，烘热汗出，五心烦热，咽干口燥，失眠多梦；舌红，苔少或黄腻，脉细略数。

- 调理方药：知柏地黄丸加减。

中医外治法

中药熏洗坐浴

- 适宜人群：HPV感染伴有外阴瘙痒、灼热等不适症状的患者。

- 处方用药：金银花15克、白鲜皮15克、野菊花15克、黄柏15克、苦参15克。

- 使用方法：以上药物煎取汤汁500毫升，放置至水温适宜（与体温基本一致）时，熏洗外阴。熏后用阴道冲洗器（药店可以买到）将药液吸入冲洗器中注入阴道内。每晚熏洗1次，连续熏洗1周。

宫颈局部上药

中药复方栓剂，通过宫颈纳药发挥散瘀活血、生肌抑菌、散热消肿等功效。药物直接作用于宫颈病灶，可调节阴道微生态，提高局部免疫力，且副作用小，安全可靠。将清热解毒、化瘀散结类中药制剂如粉剂或凝胶，由医生在妇科检查时直接上药，使药物高浓度作用于病灶，如保妇康栓等。

穴位艾灸

- 适宜人群：肾阳虚患者。

- 艾灸穴位：足三里、命门。

- 操作方法：取新鲜老姜切片（厚0.3~0.5厘米），中间针刺数孔；艾绒搓成圆锥形艾炷。将艾炷置于姜片上点燃，待燃尽或患者感觉烫时更换新艾炷，每穴3~5壮。灸至皮肤潮红、温热感持续为佳，结束后移除姜片，避免受凉。

- 操作频次：隔日或每周2~3次。长期保健可间隔性施灸，每月选1~2周规律进行。

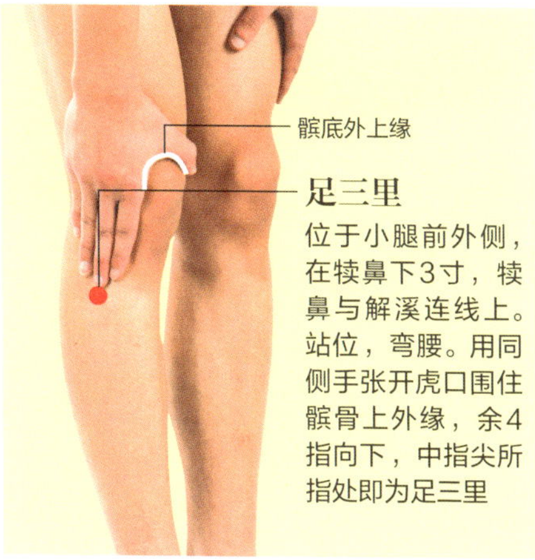

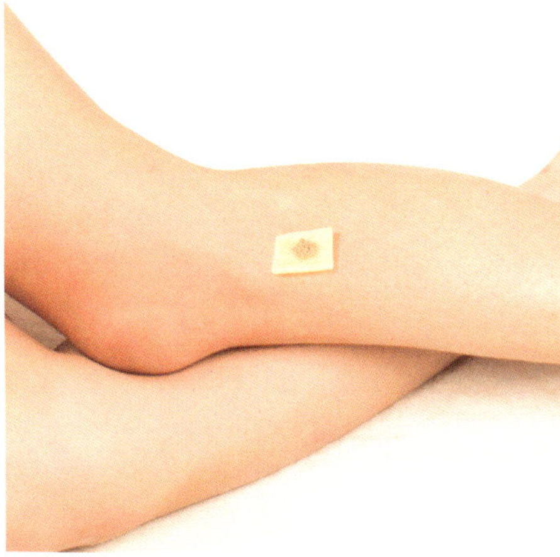

艾灸足三里穴

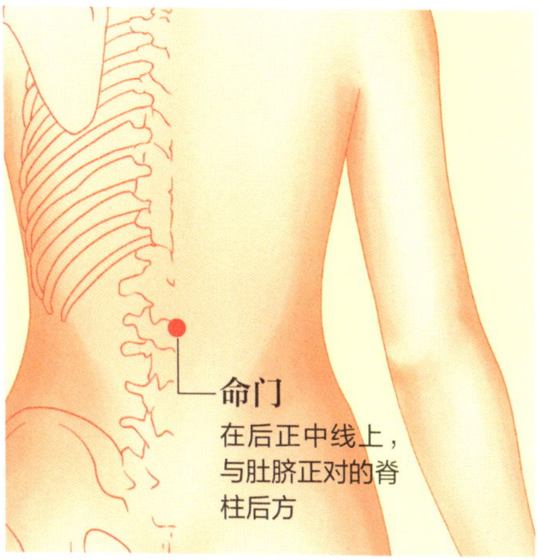

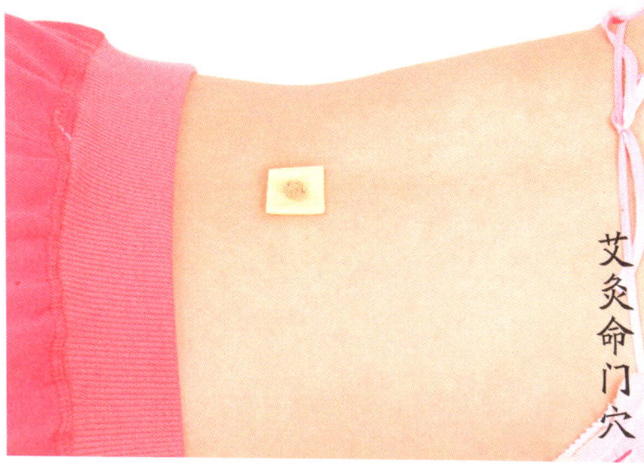

艾灸命门穴

◎ 定期筛查和疫苗接种不可少

● 定期筛查

定期筛查是宫颈健康管理的重要环节。

有性生活的女性应每年做HPV（人乳头瘤病毒）+TCT（宫颈细胞学检查）联合筛查，及时发现和处理问题。HPV阳性者每6~12个月复查一次，密切监测宫颈细胞学变化。HPV检测是筛查宫颈癌的“第一道防线”，而TCT检查则能发现早期病变，两者联合使用能检测出90%以上的宫颈癌病变。

疫苗接种

HPV疫苗接种是预防HPV感染和相关宫颈病变的一级预防措施。目前市场上有二价、四价和九价疫苗可供选择，建议适龄女性根据情况接种。但即使接种了疫苗，仍需要定期进行宫颈癌筛查，因为疫苗不能覆盖所有高危型HPV。

第三章

乳房，了解女性健康状况的重要途径

乳房，作为女性重要的身体语言，你了解多少?

乳房出现的各种“表情”，你注意到了吗?

乳房发出的无声示警，你又读懂了吗?

你想和乳房更好地交流吗?

让我们一起来看看吧。

在女性的身体语言中，乳房不仅是美的象征，更是健康与生命力量的源泉。然而，随着现代生活方式的改变，乳房健康问题日益凸显，尤其是乳腺癌发病率呈上升趋势，且发病年龄有年轻化趋势，让女性不得不更加重视乳房的健康。

乳腺结节是女性常见疾病之一，很多女性在发现乳腺结节后会感到焦虑，担心自己患上乳腺癌。希望通过本文的介绍，能帮助大家更好地了解乳房，避免过度焦虑。

◎ 乳腺结节是如何产生的

乳腺结节，也可以叫做乳腺肿物、乳腺肿块，它并没有明确的定义，只是一个通俗的名称，无论是自己触及还是体检发现的，都可以描述为乳腺结节。它的产生是一个复杂的过程，可能由多种因素共同作用导致，以下是一些常见的原因：

内分泌失调

乳腺组织的生长依赖雌激素、孕激素、催乳素等激素的调控，当因为女性生命中本来就有一些阶段激素波动剧烈、长期精神压力、生活不规律等，都可能导致激素作用失衡，从而导致乳腺组织异常。

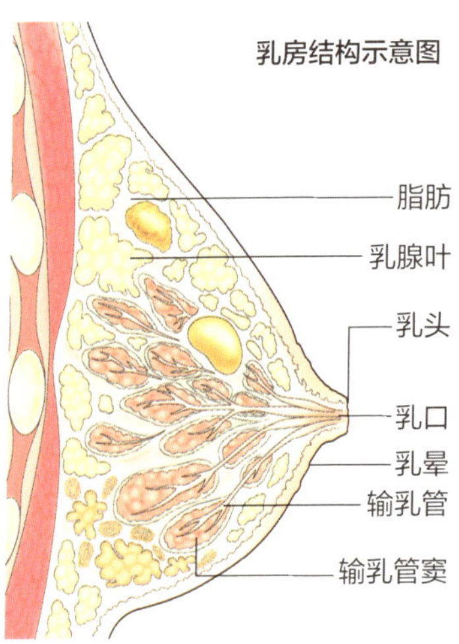

乳房结构示意图

外部因素

外伤、压力或感染等外部因素可能引起肿胀和增生，形成局部结节。例如，哺乳期乳腺炎如果没有得到及时有效的治疗，炎症反复发作，就可能在乳腺内形成结节。

遗传因素

研究表明，乳腺结节的发生与遗传因素有一定关系。如果家族中有乳腺癌、乳腺结节等疾病的遗传史，个体患乳腺结节的风险会增加。

生活方式与环境因素

长期高脂肪、高热量饮食，缺乏运动，肥胖，长期暴露于某些环境污染物、射线等，诱发或加重激素失衡，从而对乳腺组织产生不良影响，增加乳腺结节的发生概率。

另外，长期服用某些含有雌激素的药物或保健品，也可能促使乳腺结节的形成。

◎ 乳腺结节和乳腺增生一样吗

乳腺结节和乳腺增生不一样。我们可以从病因、表现、治疗等方面来看。

乳腺增生

乳腺增生是乳腺疾病中发病率最高的良性疾病，它100%由内分泌失调导致。

主要表现为乳腺疼痛，部分伴有乳腺肿块、乳头溢液。疼痛一般在月经前加重，月经后减轻或停止，呈周期性改变。对于症状较轻的乳腺增生，一般无需特殊治疗，可通过调整生活方式，如保持心情舒畅、规律作息、合理饮食等，缓解症状。症状较明显者，可采用药物治疗，如使用调节内分泌的药物、中药（如逍遥散、乳癖消）等，以缓解疼痛和调节乳腺组织的增生。一般预后良好，但少数患者可能会发展为乳腺肿瘤，因此也需要定期复查。

乳腺结节

它是对乳腺内异常肿块的一种描述，肿块性质不同，与内分泌失调的相关性就不同。大部分良性结节（如增生性结节、乳腺纤维腺瘤、乳腺囊肿）与内分泌直接相关，少数恶性结节（如乳腺癌）或炎性结节（如乳腺炎相关结节）则与内分泌间接相关或几乎无关。

多数患者没有明显症状，仅在体检或乳腺筛查时发现，少数可出现乳腺疼痛；如结节为恶性，可能出现乳头溢液、乳房皮肤看起来像橘皮样等症状。治疗上，如果是良性结节，且较小、无症状，通常只需定期观察，密切注意其变化；若结节较大、影响美观或伴有疼痛等症状，可考虑手术切除。如果怀疑结节为恶性，则需要进一步检查，如乳腺穿刺活检等，明确诊断后采取相应的治疗措施，包括手术、化疗、放疗、内分泌治疗等综合治疗手段。

◎ 如何自查乳腺结节

乳腺结节自查主要通过视诊和触诊来进行，以下是具体步骤：

视诊

姿势：站在镜子前，双臂自然下垂，观察双侧乳房。

观察内容：注意乳房的大小、形状是否对称（天生有大小或不对称是没关系的）；有无局部隆起或凹陷；乳房皮肤有无红肿、橘皮样改变、破溃等；乳头有无回缩、凹陷、糜烂或溢液等。

触诊

· 准备

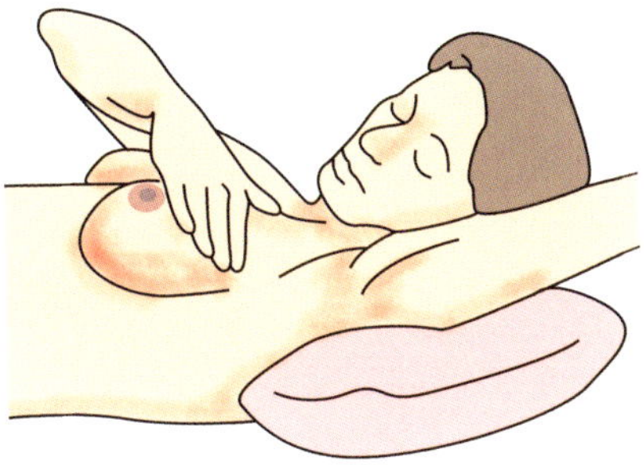

取仰卧位，可在肩背部垫一个薄枕头，使胸部稍隆起，便于检查。将同侧手臂向头部伸直，这样可以使乳房的组织更平坦地暴露在检查者的手下。

· 手法

将对侧手指并拢，用指腹以画螺旋形的方式轻轻触摸乳房，按照一定的顺序，如从乳房外上象限开始，顺时针方向依次检查外下、内下、内上象限，最后检查乳晕、乳头及腋窝区域。检查时要注意力度适中，避免用手指捏抓乳房组织，以免将正常的乳腺组织误认为是肿块。

· 检查内容

感受乳房内有无肿块或结节，注意其大小、形状、质地、边界是否清晰、活动度如何、有无压痛等。同时，检查腋窝有无肿大的淋巴结。

乳腺结节自查一般建议每月进行一次，最好在月经结束后7~10天进行，此时乳房较为松软，更容易发现异常。怀孕、绝经、月经不规律的女性朋友，可选择每月固定的时间进行自查。如果发现乳房有任何异常变化，应及时就医，进行进一步的检查和诊断。

需要注意的是，自查不能替代专业的乳腺检查，尤其是40岁以上的女性，应每年定期到医院进行乳腺体检，以便早期发现和治疗乳腺疾病。

◎ 体检查出乳腺结节，需要治疗吗

对于比较小的肿物，一般习惯称为结节；而对于比较大的肿物，一般习惯称为肿瘤。不管是结节还是肿瘤，都需要经过专业的医学检查（比如超声、X线、磁共振、病理检查等）来判断到底是良性还是恶性，从而考虑不同的治疗方式。

如果检查报告提示结节为良性

比如乳腺纤维腺瘤、乳腺囊肿、乳腺脂肪瘤等，且结节较小，没有引起任何不适症状，通常不需要特殊治疗，定期进行乳腺超声或X线检查，观察结节的变化情况即可。一般建议3~6个月复查一次，若结节一直稳定，可逐渐延长复查间隔时间。但如果结节较大，如直径超过2厘米，或者结节虽然不大，但生长迅速，可能会压迫周围组织，引起疼痛等不适症状，或者影响乳房外观，则需要进行手术切除。

如果检查怀疑结节有恶性可能

如结节的形态不规则、边界不清楚，可伴有乳头溢液、乳房皮肤橘皮样改变或乳头凹陷等症状，或者通过病理检查确诊为乳腺癌，那么通常需要积极治疗。

总之，体检发现乳腺结节后，不能直接判断为乳腺癌，应携带检查报告到乳腺专科就诊，由医生综合评估后给出合理的建议和治疗方案。

◎ 乳腺结节切了还会长吗

乳腺结节切除后是有可能再长的，原因主要有以下几点：

原有结节残留

手术中可能由于结节过小、位置特殊等原因，未能完全切除所有的结节组织，残留的结节组织可能会继续生长。

新结节形成

· 原有病因未去除

如果导致乳腺结节产生的根本原因，如内分泌失调、不良生活习惯等没有得到解决，那么即使切除了现有的结节，乳腺组织仍可能受到刺激，形成新的结节。例如，长期精神压力大、经常熬夜、高脂肪饮食等因素持续存在，会使体内激素水平失衡，增加乳腺结节复发的风险。

· 遗传因素

部分乳腺结节具有一定的遗传倾向，如果家族中有乳腺癌或其他乳腺疾病的遗传史，那么个体患乳腺结节的风险会增加，即使切除了现有的结节，也可能因遗传因素再次长出新的结节。

· 环境因素

长期暴露于某些环境污染物、射线等，可能对乳腺组织产生损伤，增加乳腺结节复发的概率。例如，长期处于辐射环境中，或者经常接触一些含有激素的化妆品、塑料制品等。

所以，为了降低乳腺结节切除后的复发概率，患者在术后应注意保持健康的生活方式，如规律作息、均衡饮食、适量运动、保持心情舒畅等，并定期进行乳腺检查，以便早期发现可能出现的新结节，及时采取相应的治疗措施。

◎ 如何预防乳腺结节

保持健康生活方式

· 合理饮食

多吃新鲜的蔬菜水果、全谷物等富含维生素、矿物质和膳食纤维的食物（如西蓝花、苹果、燕麦等），减少高脂肪、高糖、高盐食物的摄入（如油炸食品、蛋糕、腌制品等），有助于维持身体正常的代谢功能，降低乳腺疾病的发生风险。

· 适量运动

坚持每周进行至少150分钟的中等强度有氧运动（如快走、慢跑、游泳等），也可以适当进行力量训练（如瑜伽、举重等）。运动可以帮助控制体重，调节内分泌，增强身体免疫力。

· 规律作息

保证每天7~8小时的充足睡眠，避免熬夜。

· 戒烟限酒

要尽量戒烟，限制饮酒量，女性每天饮酒的酒精量不超过15克（相当于啤酒450毫升、或葡萄酒150毫升、或38度白酒50毫升）。

保持良好的心态

长期的精神压力、焦虑、抑郁等不良情绪会导致内分泌紊乱，从而影响乳腺健康。可以通过听音乐、旅游、与朋友交流、冥想等方式缓解压力，调节情绪，保持心情舒畅。

关注乳房健康

· 选择合适内衣

根据自己的胸围和乳房形状，选择尺寸合适、支撑性好、材质舒适（如选择棉质内衣，避免化纤、尼龙等材质比例过高）的内衣，避免过紧或过松。合适的内衣能为乳房提供良好的支撑，减少运动时乳房受到的震动和摩擦，同时有助于保持乳房的血液循环畅通。

· 避免外源性雌激素干扰

谨慎使用含有雌激素的化妆品（比如某些宣称能快速美白的面霜、精华液等）、保健品（如含有胎盘提取物、蜂王浆等成分的产品）及丰胸产品（部分丰胸霜、丰胸精油）等。如需使用激素类药物，应在医生的指导下合理应用，避免自行滥用。

定期检查

· 定期自查

学会正确的乳腺自查方法，每月定期进行自查，以便及时发现乳腺的异常变化。

· 定期体检

定期到医院进行乳腺专科检查，包括乳腺超声、X线等。一般建议20~39岁的女性每年进行一次乳腺超声检查；40岁及以上的女性每年进行一次乳腺X线检查和乳腺超声检查。对于有乳腺癌家族史等高危因素的女性，应在医生的指导下适当增加检查频率，并可能需要在更早的年龄开始进行筛查。

另外，哺乳期注意乳头清洁，避免乳头破损（细菌易侵入引发乳腺炎）；每次哺乳后排空乳汁，减少急性炎性结节；非哺乳期若发现乳头溢液、乳房局部红肿，及时就医排查慢性乳腺炎，避免反复炎症刺激形成增生性结节。

◎ 如何预防乳腺癌

除了上述预防乳腺结节的方法外，还需要注意以下方面：

注意遗传风险

若一级亲属（母亲、姐妹等）有乳腺癌或卵巢癌病史，或家族中有乳腺癌易感基因携带者，建议在30岁后每年进行乳腺磁共振（MRI）+乳腺超声检查，必要时咨询医生进行基因检测，评估预防性干预（如药物或手术）的可能性，降低风险。

减少致癌性暴露

避免长期接触放射性物质（如不必要的胸部放疗、频繁X线检查），减少长期接触化学致癌物（如某些含苯、甲醛的化妆品、工业化学物质）；不吸烟、不酗酒（酒精会增加雌激素水平，同时损伤DNA，增加突变风险），避免二手烟暴露。

强化“早期筛查”（最关键的恶性肿瘤预防手段）

乳腺癌早期无明显症状，筛查是阻断其进展的核心手段。

普通女性：40岁前每年做1次乳腺超声；40岁后每年做1次乳腺超声+X线检查；

高风险女性（如有家族遗传史、既往有乳腺不典型增生）：30岁起每年做1次乳腺MRI+超声检查，必要时增加X线检查，做到“早发现、早诊断、早治疗”，可大幅降低死亡率。

适时生育与哺乳

有研究表明，生育和哺乳对乳腺有保护作用。女性尽量在30岁前生育（孕期孕激素可拮抗雌激素），尽量延长产后母乳喂养时间（哺乳期乳腺处于“休息状态”，减少增殖风险），从而降低乳腺癌发病风险。

女性为何在30岁前生育就能降低乳腺癌患病风险？

“30岁”是重要时间节点，与乳腺组织的“敏感期”相关。

30岁后，女性乳腺组织的“分化潜力”逐渐下降，细胞开始出现“老化迹象”（如端粒缩短、修复能力减弱），此时即使生育，乳腺组织完成“终末分化”的效果也会减弱，对突变风险的降低作用也会随之下降。

30岁前，女性身体代谢旺盛，乳腺细胞的“可塑性强”，生育后能更彻底地完成分化和重塑，且后续雌激素暴露时间（从生育到绝经）相对更长，“降低风险”的累积效应更明显。

◎ 中医如何调治乳腺结节

中药内服

中药内服是中医治疗乳腺结节的主要方法之一。

肝郁气滞型主要表现为乳房胀痛，结节随情绪变化而增减，善郁易怒，失眠多梦，心烦口苦等，可用逍遥散加减。

痰瘀互结型主要表现为乳房结节质地较硬，表面不光滑，边界不清，伴经期腹痛，经色紫暗有块等，可用逍遥散合桃红四物汤加减。

冲任失调型主要表现为乳房结节在月经前增大，经后缩小，伴有月经不调，量少色淡，或闭经，腰膝酸软，神疲乏力，头晕耳鸣等，可用二仙汤合逍遥散加减。

中医外治法

中医外治法对于乳腺结节具有一定的特色和优势。

中药外敷

通过皮肤渗透，使药物直达病所，起到疏肝理气、消肿止痛、活血化瘀、软坚散结的功效。但并非所有结节都适用，需要根据具体病情和个体差异来判断。

适用范围

因肝郁气滞、痰凝血瘀等原因导致的乳腺增生性结节；一些较小的、边界清晰的良性乳腺结节，如部分纤维腺瘤等；哺乳期乳腺炎导致的结节或非哺乳期乳腺炎引起的结节。

常用外敷方

- 方剂一：乳香10克，没药10克，昆布15克，海藻15克，天南星10克，芒硝30克，活血化瘀、软坚散结、消肿止痛。适用于气滞血瘀、痰凝所致的乳腺结节。
- 方剂二：大黄100克，芒硝100克，冰片20克，清热泻火、消肿散结。适用于热毒蕴结型乳腺结节，伴有乳房红肿热痛等症状。

- 方剂三：柴胡15克，郁金15克，香附15克，橘核15克，夏枯草15克，浙贝母15克，乳香10克，没药10g，疏肝理气、化痰散结、活血止痛。适用于肝郁气滞、痰瘀互结型乳腺结节。
- 使用方法：将组方中药物共研细末，用凡士林或醋、酒、蜂蜜等调成糊状，根据病变的大小和病情轻重，取适量药物均匀地摊在干净的纱布或敷料上，厚度0.3~0.5厘米，然后将其敷在乳房结节处，范围应略大于结节，用胶布固定，每日1~2次，或遵医嘱。

注意事项

对乳腺癌等恶性疾病，虽然中药外敷可能在一定程度上缓解患者的一些不适症状，但不能替代针对肿瘤的根本性治疗。

若患者乳房局部皮肤有过敏、破损、感染等情况，不适合中药外敷。因为外敷中药可能刺激皮肤，加重皮肤损伤，引发疼痛、感染扩散等问题。

中药外敷治疗乳房结节通常需要在专业中医师的指导下进行，根据患者的具体情况辨证论治，选择合适的药物和外敷方法。同时，还应结合其他检查和治疗手段，定期复查，以观察结节的变化情况。

针灸治疗

通过针刺特定穴位，调节人体经络气血的运行，从而达到调理内分泌、缓解乳房疼痛、消散结节的作用。

适用人群

适用于肝郁气滞、痰瘀互结、冲任失调等多种人群。

注意事项

针刺应由专业针灸师进行操作，严格遵循无菌操作原则，避免感染。针刺后局部可能会出现轻微的酸胀感，一般属于正常现象。

推拿按摩

通过按摩乳房周围的穴位和经络，以促进气血运行，缓解乳房胀痛，消散结节。

适用范围

乳腺增生导致的结节、哺乳期乳汁淤积导致的结节、部分良性乳房结节。

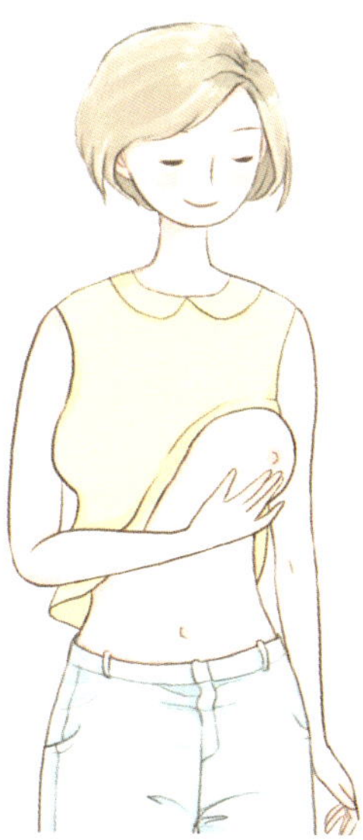

注意事项

推拿按摩力度和手法要适中。若乳房结节伴有红肿热痛、短期内迅速增大、乳头溢液等症状，或结节性质不明，怀疑有恶变可能时，应先明确诊断，谨慎进行推拿按摩，以免延误病情。

中医调治乳腺结节是一个综合的过程，需要多种方法配合使用，并且需要患者长期坚持，同时定期复查，观察结节的变化情况。

◎ 中医如何保养女性乳房

情志调节

情志不畅易导致肝气郁结，从而影响乳房健康。因此，女性要保持积极乐观的情绪，避免长期处于焦虑、抑郁、愤怒等不良情绪中，可以通过听音乐、看电影、与朋友聊天、参加户外活动等方式来缓解压力，释放不良情绪。当遇到不良情绪时，不要压抑自己，可以找个空旷的地方大声呐喊，或者通过写日记、绘画等方式将内心的感受表达出来。

生活方式调理

保证各类营养物质的均衡摄入，多吃新鲜的蔬菜水果(如西蓝花、胡萝卜、苹果、香蕉等)，减少食用辛辣、油腻、刺激性食物(如辣椒、油炸食品、咖啡、酒精等)，这些食物可能会刺激乳腺组织，加重乳房不适。

保持充足的睡眠，每晚尽量在11点前入睡，以利于身体的自我修复和内分泌的调节。

适当参加体育锻炼(如瑜伽、太极拳、慢跑等)，有助于增强体质，促进气血流通，调节内分泌。

中药、食疗调理

根据个体体质和症状，可在中医师指导下使用一些中药或中成药来调理身体，保养乳房。例如，对于肝郁气滞者，可服用逍遥丸来疏肝解郁；对于气血不足者，八珍汤等方剂有补益气血的作用，有助于改善乳房的营养供应。此外，一些中药食疗方也有一定的保养效果，如用玫瑰花3~5朵、红枣3~5颗、枸杞10~20粒等泡水饮用，具有疏肝理气、养血安神的功效；用山药30~60克、茯苓10~15克、白术10~15克、大米100克等煮粥，可健脾益气，有助于调节内分泌。

按摩保健

可自行按摩乳房，以促进气血循环。按摩时，将双手搓热，从乳房周围向乳头方向轻轻按摩，每次按摩10~15分钟，每天1~2次。动作要轻柔，避免过度用力。

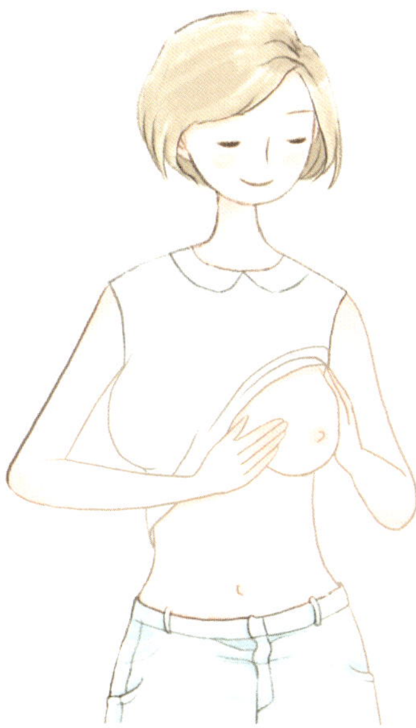

第四章

围绝经期保健做得好，让衰老来得更晚一些

对于女性而言，

围绝经期是一个无法回避，

却可以被温柔以待的关键时期，

它不是一个需要“硬扛”的疾病，

而是一个自然的生理过渡阶段，

是身体从生育期迈向成熟期的“分水岭”，

让我们携手，

用科学的知识与温暖的力量，

将围绝经期转变为一场优雅的蜕变。

◎ 什么是围绝经期？与更年期是一回事吗

从日常老百姓的交流用语上理解，“围绝经期”和“更年期”含义差不多，是一回事。但从严格的医学术语定义上来说，更年期的时间范围更广。围绝经期是指女性从生育期过渡到绝经期的阶段，通常开始于卵巢功能明显衰退（约40岁后），持续至绝经后1年。而更年期的终点是没有确切时间点的，是指从卵巢功能开始衰退到生育功能终结(卵泡彻底衰竭)的时间段，因无法监测最后一次卵泡衰竭的时间，所以只能是一个大致的范围。所以两者开始的时间点是一致的，而更年期结束的时间会更晚一些。

围绝经期的主要特点：

1. 卵巢功能逐渐下降，雌激素水平波动性减少。

2. 月经周期变得不规律（如周期缩短或延长、经量变化）。

3. 可能出现潮热、盗汗、情绪波动、睡眠障碍等症状。

◎ 男性有没有更年期

有！但叫“雄激素下降”，来得晚（50岁后）、症状轻，所以存在感低。

◎ 围绝经期与卵巢早衰有什么关系

“围绝经期”和“卵巢早衰”，这俩是一回事吗

围绝经期是正常的生理阶段，而卵巢早衰属疾病，但它俩有点像“亲戚关系”，都和卵巢功能衰退有关，但发生的年龄和原因不一样！因为核心都是“卵巢不行了”。

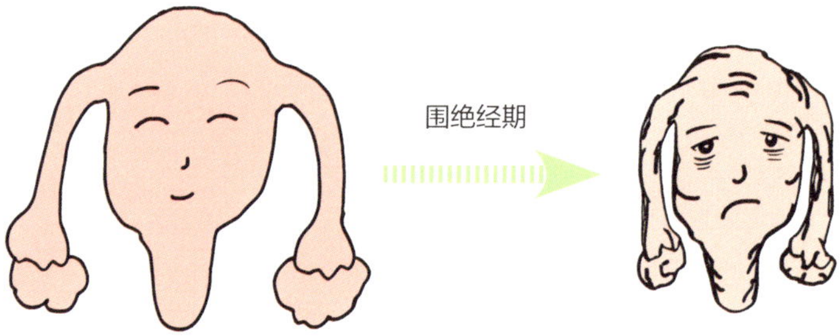

围绝经期卵巢的变化

“卵巢早衰”是什么

这就像卵巢“提前下岗”！ 如果40岁之前，卵巢功能就彻底衰竭了（不来月经、雌激素超低），那就是卵巢早衰。

· 举个例子：

- 正常卵巢：按部就班50来岁“退休”。
- 早衰卵巢：40岁之前突然“摆烂”不干了。

主要区别

· 定义与核心区别

围绝经期：通常发生在45~55岁之间，是女性自然衰老过程中卵巢功能逐渐衰退的过渡阶段，最终进入绝经（连续12个月无月经）。

关键特征：月经周期逐渐不规则，激素水平波动性下降（如雌激素、孕酮），属于生理性变化。

卵巢早衰：40岁前出现卵巢功能减退或衰竭。

关键特征：主要表现为月经异常（闭经、月经稀发或频发）、生育力降低、卵泡刺激素（FSH）水平升高、雌激素水平波动性下降。属于病理性变化。

· 病因对比

围绝经期：自然衰老，卵泡耗竭速度符合生理规律。

卵巢早衰：遗传因素（如X染色体异常、脆性X综合征），自身免疫疾病（如甲状腺炎、艾迪生病），医源性因素（化疗、放疗、卵巢手术），环境及其他因素（吸烟或被动吸烟、长期服用性腺毒性药物、环境中毒物等），特发性：约50%病例原因不明。

· 临床表现差异

共同症状：潮热、盗汗、月经紊乱、情绪波动、阴道干涩等低雌激素表现。

卵巢早衰特有表现：生育能力丧失早，多数患者在确诊时已不孕。伴随疾病风险更高，如骨质疏松、心血管疾病、认知功能下降（因雌激素缺乏时间更长）。可能合并其他内分泌异常（如甲状腺功能减退、肾上腺功能不全）。

· 诊断标准

围绝经期：根据年龄和症状（如月经不规律），结合激素检查（卵泡刺激素FSH可能轻度升高，但波动较大）。

卵巢早衰：年龄 < 40 岁，月经稀发或停经至少 4 个月，2 次（间隔大于4周检测）血清基础卵泡刺激素（FSH）> 40国际单位/升，伴雌激素降低。

影像学：超声可能显示卵巢体积缩小，窦卵泡减少（窦卵泡计数AFC<5），连续监测未见优势卵泡发育。

附加检查：染色体核型分析、自身抗体筛查（如抗卵巢抗体）等。

· 治疗与管理重点

围绝经期：以缓解症状为主（如激素替代疗法HRT、生活方式调整），关注长期健康（骨质疏松、心血管风险）。

卵巢早衰：激素替代疗法至关重要。需长期补充雌激素至自然绝经年龄（约49岁），以保护骨骼和心血管健康。

生育需求：可能需捐卵或辅助生殖技术（自然妊娠率<5%）。

病因治疗：如免疫抑制剂治疗自身免疫性POI（早发性卵巢功能不全）。

· 生育能力差异

围绝经期：生育力下降，但仍有自然妊娠可能（尤其在早期）。

卵巢早衰：生育力极低，需尽早干预（如卵子冷冻、胚胎保存）。

总结

围绝经期：正常年龄的卵巢退休，属生理现象。

卵巢早衰：卵巢提前“罢工”，属于疾病。

共同点：都缺雌激素，症状类似。

关键区别：年龄！年龄！年龄！

有月经异常别硬扛，早点查激素水平最靠谱。围绝经期是生理性卵巢功能衰退，而卵巢早衰是病理性、提前的卵巢功能丧失。若40岁前出现停经或月经稀发，需警惕卵巢早衰，尽早检查以明确是否为卵巢早衰，卵巢早衰患者需全面评估内分泌及免疫状况，并关注不孕带来的压力等心理问题。

◎ 吃激素是减少围绝经期症状的必选方案吗

当然不是！激素治疗就像一把“双刃剑”，用对了能缓解症状，用错了可能伤身。在围绝经期（即更年期）使用激素治疗（如雌激素、孕激素等）确实可以有效缓解潮热、盗汗、情绪波动、阴道干涩等典型症状，但需根据个体情况选择：

激素补充治疗的好处及适应证

· 缓解绝经期症状

血管舒缩症状：如潮热、盗汗、心悸等。

泌尿生殖系统症状：阴道干燥、性交痛、反复泌尿系感染、尿频等（局部雌激素治疗更常用）。

精神心理症状：情绪波动、焦虑、睡眠障碍等（需排除其他病因）。

· 预防骨质疏松

雌激素缺乏导致骨量快速流失，补充雌激素可降低骨折风险（尤其适用于60岁以下或绝经10年内女性）。

· 其他好处

－ 可能降低结/直肠癌风险；

－ 对皮肤、关节胶原含量有积极影响；

－ 提高生活质量（减轻焦虑和抑郁心境，恢复精力，重新获得参与社交、工作和爱好的能力)。

激素补充治疗禁忌证

已知或可疑妊娠：围绝经期女性，月经紊乱时应注意排除妊娠相关问题如宫内妊娠、异位妊娠、滋养细胞疾病等。

原因不明的阴道流血：阴道流血病因包括肿瘤性、炎症、医源性、创伤性和卵巢功能失调等，在用性激素治疗围绝经期月经失调前应仔细鉴别。

已知或可疑患有乳腺癌。

已知或可疑患性激素依赖性恶性肿瘤（如卵巢癌、子宫内膜癌）。

最近6个月内患有活动性静脉或动脉血栓栓塞性疾病。

严重肝肾功能不全。对于肝肾功能异常的患者，应用激素补充治疗时推荐经皮途径；若重复测定肝肾功能高于正常值的2~3倍，建议先行内科诊疗。

激素补充治疗的慎用情况

子宫肌瘤；

子宫内膜异位症及子宫腺肌病；

子宫内膜增生史；

血栓形成倾向；

胆石症；

免疫系统疾病：系统性红斑狼疮、类风湿关节炎；

乳腺良性疾病及乳腺癌家族史；

癫痫、偏头痛、哮喘；

血卟啉症、耳硬化症；

现患脑膜瘤禁用孕激素。

激素补充治疗前的相关检查

· 体格检查

一般检查(体重、身高、血压等)、妇科检查、乳房检查。

· 辅助检查

血常规、尿常规、空腹血糖、血脂、肝肾功能、性激素(建议)、甲状腺功能、宫颈HPV检测、宫颈TCT、盆腔超声检查、乳腺彩超或钼靶、肝胆胰脾肾超声、心电图、骨密度测定。

激素治疗随访

定期检查可及时评估个体收益/风险比是否发生改变。

长期接受激素补充治疗者分别于用药后1个月、3个月、6个月、12个月到围绝经期门诊随访，之后每半年或一年随访一次进行全身体检重新评估。若出现异常阴道流血或其他并发症，随时专科门诊就诊调整用药，存在高危因素者或慎用情况者需遵医嘱增加随访频率。

虽然没有确切的证据证明激素补充治疗与乳腺癌、子宫内膜癌等女性生殖系统癌症有相关性，但理论上仍有这种可能性。

没有证据证明天然雌孕激素会增加血栓风险，但患有血栓疾病者尽量经皮给药。

激素治疗是围绝经期症状的有效手段，但并非对所有人都适用。如果症状轻，先试自然疗法；如果难受的影响生活，再去医院和医生商量是否补充激素；激素治疗也得“量体裁衣”，没有“最好”的方法，只有“最适合”的方案！

激素治疗替代方案

非激素药物：如选择性5-羟色胺再摄取抑制剂对潮热有一定效果；

植物雌激素：大豆异黄酮等可能对轻度症状有帮助（但证据有限）；

中医药调理：如杞菊地黄丸、坤宝丸，适用于部分肝肾阴虚为主的患者，如头晕目眩、心烦易怒、心悸失眠、手足心热者。

◎ 健康的生活方式，让衰老来得更慢一些

运动

运动的益处远远大于其可能带来的副作用，且运动越多，好处越多；但锻炼负荷过重可能造成运动伤害，在锻炼中应尽量避免运动损伤。

最佳锻炼方式是每周至少3次，每次至少30分钟，强度达中等，另外，每周增加2次额外的抗阻力练习会得到更多的益处。

饮食

饮食宜清淡、少盐、低糖，多食蔬菜、水果、豆制品，应有一定量的瘦肉、鱼虾类和蛋类。

生活方式

不吸烟、少喝酒、不喝咖啡、不喝浓茶、多晒太阳。保持一定频率的社交、脑力活动。

◎ 围绝经期需要补钙吗

围绝经期女性确实需要补钙。

· 为什么需要补钙

雌激素下降导致钙吸收率降低：雌激素对骨骼有保护作用，围绝经期雌激素减少会导致钙吸收率降低、骨流失加快。

女性在绝经后前5年内骨质可能流失高达20%，补钙有助于维持骨密度。

日常摄入不足：多数人饮食中的钙（如奶制品、深绿色蔬菜）摄入不足，需额外补充。

· 补钙建议量

《中国居民膳食指南》推荐：

50岁以下女性：每日800毫克钙。

50岁及以上（包括围绝经期）：每日1000~1200毫克钙。

最高耐受量：不超过2000毫克/天，过量可能增加肾结石或心血管疾病风险。

· 补钙方法

a.饮食优先

－ 增加高钙食物：牛奶（300毫克/250毫升）、酸奶、奶酪、豆腐（含石膏）、深绿色蔬菜（如芥蓝、苋菜）、芝麻、带骨小鱼等。

－ 增强吸收：同时补充维生素D（如日晒、蛋黄、深海鱼），促进钙利用。

b.钙剂补充

– 选择类型：如柠檬酸钙（空腹可服，适合胃酸少者）。

– 分次补充：单次不超过500毫克，提高吸收率。

– 避免干扰：钙剂与铁剂、某些药物（如甲状腺素）需间隔2小时服用。

· 其他关键措施

维生素D：每日补充400~800国际单位，帮助钙吸收。

运动：负重运动（如快走、哑铃操）增强骨骼强度。

定期检查：建议骨密度检测（如DXA），监测骨质疏松风险。

· 何时就医

如果存在以下情况，需医生评估是否需要药物干预（如抗骨质疏松药）：

a.骨密度检测显示骨质疏松（T值≤−2.5）。

b.有骨折史或家族骨质疏松史。

c.长期使用激素类药物（如糖皮质激素）。

围绝经期护骨就像“存养老金”，现在存够钙，老了才不怕“骨质疏松”来找麻烦。

喝骨头汤能补钙吗？如果喝牛奶需要喝多少

骨头汤补钙效果很有限，一碗汤的钙还不如一口牛奶！每天喝牛奶是好事，一盒250毫升牛奶含250~300毫克钙。但围绝经期女性每天需要1000~1200毫克钙，光靠牛奶可能不够。

补钙前需要查骨密度吗？吃钙片会便秘吗

补钙前建议做骨密度检查（通常用双能X线吸收检测法）。

有骨折高风险者强烈建议做骨密度检查。风险因素主要包括：

· 小于45岁绝经（雌激素保护时间缩短，骨量流失加快）；

· 有骨折家族史，个人有脆性骨折史；

· 长期使用糖皮质激素（如泼尼松、可的松等）；

· 长期吸烟、大量饮酒者。

若服碳酸钙便秘者，可以增加膳食纤维摄入，多饮水，增加运动以促进肠蠕动减轻便秘，或者改服柠檬酸钙。

◎ 围绝经期就不需要避孕了吗

围绝经期虽然怀孕概率下降，但仍有“中招”的可能。围绝经期卵巢功能逐渐衰退，但偶尔仍会排卵，尤其在月经不规律阶段（如几个月来一次月经），意外妊娠风险依然存在。数据显示：40~44岁女性自然妊娠率为10%~20%，45岁以上为5%~12%，且流产和胎儿异常风险大大增加。

围绝经期一般要避孕到什么时候

· 自然绝经女性

连续12个月无月经后，才可解除避孕。这就像关水龙头，得确认完全不出水了才算数。

· 人工绝经或手术绝经

需遵医嘱，可能需更长时间。

确认绝经：需通过激素检查［至少2次血清基础FSH超过40国际单位/升（间隔>4周）］或临床评估，而非仅凭症状（如潮热）或月经不规律判断。

什么样的避孕方式“温和又靠谱”

· 屏障避孕法（推荐首选）

如避孕套：安全、无激素影响，还能减少性传播疾病感染风险。

· 激素避孕（需医生评估）

a.低剂量复方口服避孕药（COC）

– 适合人群：无吸烟史、无心血管疾病，血栓风险低的女性。

– 优点：调节月经、减少经量过多、预防骨质疏松。

– 风险：40岁以上女性血栓风险增加，需谨慎使用。

b.孕激素疗法（如曼月乐环）

孕激素宫内节育器（如曼月乐）适合某些女性（如月经量多或子宫腺肌病、痛经患者），可保护子宫内膜，防止增生或癌变，减轻痛经。

· 宫内节育器（IUD）

已放置宫内节育器的女性：若无不适，可继续使用至停经后1年内取出。

新放置宫内节育器：一般不推荐，因围绝经期子宫萎缩可能增加取出难度。

注意事项：绝经后取环宜在停经6~12个月内进行，避免子宫萎缩导致嵌顿或手术困难。

· 绝育术

适用情况：无生育需求且其他避孕方式不适合时，可考虑输卵管结扎（但手术有创伤，需谨慎选择）。

· 不推荐的避孕方式

安全期避孕：因排卵不规律，失败率高。

单纯中药调理：无明确孕激素作用，无法有效避孕或保护内膜。

“月经停满一整年，避孕大业才算完。”如果出现“月经消失又突然出血”，要警惕妊娠或疾病，需及时就医。围绝经期避孕需要有“防意外+保健康”的双重意识，需坚持到完全停经后1年。

◎ 绝经后就无法有性生活了吗

绝经后当然还能有性生活，这是正常需求，只是需要选对方法。

绝经后女性仍然可以有性生活

绝经后女性是可以有性生活的，但可能会面临一些生理变化和挑战，需要理解身体变化，科学应对。

· 阴道干涩

因为雌激素下降，阴道壁可能变薄、干燥、弹性减弱（称为萎缩性阴道炎），可能导致性交疼痛或不适。可有以下改善方案：

润滑剂：选择水溶性或硅基润滑剂，减少摩擦不适。

局部雌激素：在医生指导下使用雌激素软膏或栓剂（如雌三醇乳膏），改善阴道黏膜萎缩。

保湿剂：使用阴道保湿产品，每周2~3次维持湿润。

· 性欲下降

部分女性性欲减退，甚至觉得“老了不该想这些”；还有部分女性性唤起可能变慢，需要更长时间的前戏。

可使用激素替代疗法（HRT），短期低剂量雌激素或睾酮治疗可能提升性欲，但需评估心血管、乳腺癌和血栓风险等。

· 盆底肌松弛

凯格尔运动：每天3组，每组收缩10~15秒，增强盆底肌张力，改善性感受。

物理治疗：严重者可咨询盆底康复专科进行物理治疗。

调整性行为方式

前戏延长：更充足的爱抚、亲吻或使用按摩器刺激，促进阴道分泌黏液。

姿势调整：侧卧位或女上位可能更舒适，避免深度插入造成疼痛。

定期体检，排除疾病影响

每年检查乳腺、妇科，排除疾病影响。

筛查糖尿病、高血压等慢性病，因为这些疾病可能影响性功能。

心理支持

与伴侣坦诚沟通需求，共同探索适应变化的方法。

心理咨询可缓解对衰老的焦虑，增强自信。

改善生活方式

运动：瑜伽或游泳等运动可改善血液循环，提升性唤起。

饮食：增加富含植物雌激素的食物，如大豆、亚麻籽等，以及富含Ω-3的食物，如深海鱼，辅助缓解更年期症状。

何时就医

出现以下情况需及时咨询妇科或更年期专科：

性交后持续出血或疼痛。

反复尿路感染或阴道炎。

严重情绪低落影响性生活。

绝经后有性生活对身体好吗

保持亲密关系能缓解焦虑，还能促进盆腔血液循环。美国妇产科医师学会指出，规律性生活有助于维持阴道弹性，延缓萎缩。

绝经不是性生活的终点，而是需要调整方法。绝经后性生活无严格频率标准，以双方舒适为前提。通过科学管理和开放心态，绝经后的性生活依然可以充满亲密与愉悦。

◎ 绝经后节育环要不要取出来

节育环的作用是避孕，绝经后卵巢不排卵了，不会再怀孕，建议在停经6~12个月内取环。

为什么绝经后建议取环

· 避免"长到肉里"

绝经后子宫会萎缩变小，但环的大小不变，时间久了可能嵌顿，环卡进子宫肌肉里，取的时候更疼、更麻烦。高龄时取环，身体耐受性差，风险更高。

· 避免穿孔等意外的发生

极少数情况下，环还可能扎穿子宫（风险低但别赌）。

· 减少感染和出血风险

绝经后阴道抵抗力下降，环长期留在体内可能引发慢性炎症，出现白带异常、异味。

环老化或移位时，还可能出现阴道不规则出血。

· 金属环影响做一些医疗检查

70岁后万一需要做核磁共振（MRI），体内有金属环可能干扰检查。

什么时候取最合适

最佳时间：停经后1年内取（子宫还没萎缩太多，容易取出）。

如果已经绝经多年：也能取，但建议先做B超检查确认环的位置，评估难度。

取环疼不疼

轻微胀痛：多数人感觉像痛经，几分钟就结束。

怕疼怎么办：①全麻取环，排除禁忌证后注射麻醉剂“无痛”取环；②局部麻醉，医生在宫颈打一点麻药；③口服止痛药，手术前半小时吃。

绝经时间长、宫颈紧的，可能需要超声引导或宫腔镜下取环。

什么情况不能取

严重心脏病、高血压等，需医生评估取环的风险，再决定是否要取。

取环后要注意啥

休息：避免剧烈运动和提重物。

短期禁欲：2周内禁止同房、盆浴，防止感染。

异常及时就医：如果出血多、发热、腹痛，马上去医院。

◎ 可以中医调理围绝经期的症状吗

当然可以！

中医认为主要是肾虚+肝郁+血瘀，并将围绝经期出现的症状统称为“经断前后诸证”。围绝经期是女性从生育期过渡到绝经期的自然生理阶段，中医调理在这一时期具有独特的优势，能够通过整体辨证施治缓解症状、改善体质。

中医对围绝经期的认识

中医认为，围绝经期的核心病机是肾精亏虚、阴阳失调，与肝、脾、心等脏腑功能紊乱相关，常见证型包括：

肾阴虚：潮热盗汗、失眠多梦、头晕耳鸣、口干咽燥。

肾阳虚：畏寒肢冷、腰膝酸软、水肿、夜尿频多。

肝郁气滞：情绪波动、烦躁易怒、胸胁胀痛。

心脾两虚：心悸健忘、食欲缺乏、乏力。

中医调理方法

· 中药调理

经典方剂

- 肾阴虚（潮热明显）：六味地黄丸、左归丸，像给身体装个小空调。
- 肾阳虚（怕冷）：右归丸、金匮肾气丸，像给身体一个小火炉。
- 肝郁气滞（胸闷爱发火）：逍遥散、柴胡疏肝散，专治更年期“一点就着”。
- 心脾两虚（总感觉累）：归脾汤，身体的“充电宝”。

个体化用药

需由中医师辨证后调整方剂（如加滋阴、安神、活血的药物）。

· 针灸疗法

围绝经期女性常伴随潮热、失眠、情绪波动等症状，针灸疗法能有效调节内分泌、缓解症状。

常用穴位

三阴交、关元、肾俞、太溪、肝俞等，可调节内分泌，改善潮热、失眠等症状。

频次与疗程

每周2~3次，10次为1个疗程。需正规医疗机构专业针灸师操作。

· 耳穴压丸

耳穴压丸可以调节内分泌、改善睡眠，适用于围绝经期潮热、失眠女性。

常用耳穴

内分泌穴，调节激素，神门穴，镇静安神，肾穴，肝穴，补肾疏肝。

方法

将王不留行、油菜籽或磁珠等表面光滑、硬度适宜、大小一致的球状颗粒贴在胶布上，将胶布固定在耳郭相应穴区。

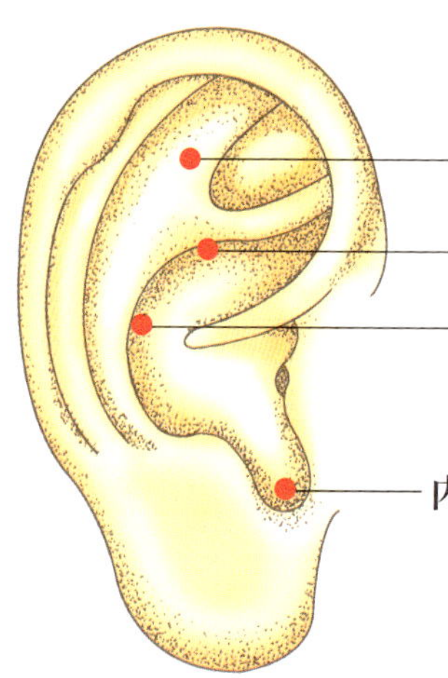

居家压丸操作要点

先将耳郭穴区常规消毒，用镊子夹起准备好的敷贴材料，贴在所选耳穴区上，稍用力按揉，使耳穴发热、胀痛，患者居家自行按压每日3~5次，每次约3分钟，可留置1~3天。双耳交替敷贴。

· 食疗建议

肾阴虚

对潮热盗汗（夜间明显）、五心烦热（手心脚心发热）、失眠多梦、头晕耳鸣者，多食用银耳、百合、黑芝麻、山药、枸杞。

肾阳虚

对畏寒肢冷（尤其腰膝以下）、自汗（白天易汗）、腰膝酸软者，多食用桂圆、核桃、生姜、羊肉（适量）。

避免辛辣燥热（如辣椒、烧烤）或生冷寒凉食物。

· 情志调节

疏肝解郁是关键，可通过冥想、八段锦、太极拳等舒缓情绪。

记住三不要：不要熬夜（伤阴）、不要剧烈出汗（耗气）、不要生闷气（伤肝）。

注意事项

辨证为先

围绝经期症状复杂，需由专业中医师辨别体质（如阴虚/阳虚/夹杂证），避免自行用药加重失衡。

结合现代医学

若出现严重骨质疏松、心血管症状或异常出血，需结合激素水平、骨密度检测、心电图、B超等检查进一步明确病因。

必要时可中西医结合治疗（如中药+激素替代疗法HRT，但需医生评估风险）。

◎ 围绝经期如何做好体重管理这件难事

围绝经期由于激素水平变化、代谢率降低、肌肉量减少等因素，女性容易出现体重增加（尤其是腹部肥胖）和体脂分布改变。爱美的女性更需要了解一些科学的方法，做好体重管理。

围绝经期体重增加的常见原因

· 雌激素下降

雌激素减少导致脂肪向腹部堆积（内脏脂肪增加），形成“苹果型”肥胖。

雌激素对胰岛素敏感性的调控减弱，易引发胰岛素抵抗，促进脂肪储存。

· 基础代谢率降低

肌肉量逐年减少（约每年下降1%），静息能量消耗减少，若不调整饮食和运动，易发胖。

· 其他因素

睡眠障碍（如潮热盗汗影响睡眠），使皮质醇升高，食欲从而增加。

情绪波动（焦虑、抑郁）可能造成情绪性进食。

体重管理核心策略

· 饮食调整：控制热量+优化营养

原则：低血糖指数（低GI）、高蛋白、高纤维、适量健康脂肪。

具体建议：

蛋白质：占总热量的15%~25%（或按体重：每千克标准体重1.0~1.5克）。推荐优质蛋白：如鱼、虾、去皮禽肉、鸡蛋、牛奶、酸奶、豆制品（豆腐、豆浆）、瘦肉等。

脂肪：占总热量的 20%~30%，建议多吃“好脂肪”（不饱和脂肪）：如橄榄油、山茶油、牛油果、坚果（核桃、杏仁）、种子（亚麻籽、奇亚籽）、深海鱼（三文鱼、沙丁鱼）等；限制“坏脂肪”（饱和脂肪和反式脂肪）：如红肉、黄油、油炸食品、糕点、饼干、人造奶油等。

碳水化合物：占总热量的45%~55%，建议多吃“好碳水”

（复合碳水、高纤维）：如全谷物（燕麦、糙米、藜麦、全麦面包）、杂豆类（红豆、绿豆）、薯类（红薯、山药）、大量蔬菜；限制“坏碳水”（精制糖和精制淀粉）：白米饭、白面包、面条、含糖饮料、糖果、蛋糕等，大量摄入这些食物会导致血糖升高，加剧潮热和情绪波动。

盐：建议每天低于6克（约一啤酒瓶盖的量），雌激素下降身体更容易出现水钠潴留，导致水肿和血压升高，警惕“隐形盐”：酱油、蚝油、味精、咸菜、加工肉制品、零食等。

油：每天25~30克（约2~3白瓷汤勺），减少煎炸炒，多采用蒸、煮、炖、凉拌的烹饪方式。

植物雌激素：适量摄入大豆及豆制品（含大豆异黄酮）、亚麻籽（含木酚素），可能缓解激素波动引起的轻中度潮热、盗汗等症状。

· 运动干预：增肌+燃脂

有氧运动：每周150分钟中等强度的运动，如快走、游泳、骑自行车等，帮助减脂。

抗阻训练：每周2~3次抗阻练习，如哑铃训练、弹力带训练、深蹲，增加肌肉量，提升基础代谢。

核心训练：针对腹部脂肪，每周2~3次，每次30分钟有氧运动+1次抗阻训练，如跑步、游泳配合平板支撑、划船机等。增加平板支撑、瑜伽等运动。

围绝经期管理饮食+运动规划表

时间	饮食建议	运动建议	注意事项
早餐	早餐：高蛋白+膳食纤维（如鸡蛋+燕麦粥+坚果），避免空腹喝咖啡，可搭配豆浆/牛奶	空腹有氧运动（如快走30分钟）或瑜伽拉伸	起床后喝一杯温水，促进代谢
上午加餐	低糖水果（如蓝莓、苹果）或无糖酸奶	短暂活动（如站立办公、散步5分钟)	避免高糖零食（如饼干、蛋糕）
午餐	优质蛋白（鱼/鸡胸肉/豆腐）+粗粮（糙米/红薯）+绿叶蔬菜（少油少盐烹饪）	餐后散步10~15分钟，避免久坐	控制主食量（1拳大小），细嚼慢咽
下午加餐	少量坚果（10克）或蔬菜条（黄瓜、胡萝卜）	办公室微运动（如踮脚尖、深蹲5组）	避免含糖饮料，可喝绿茶或柠檬水
晚餐	清淡易消化（如清蒸鱼+西蓝花+杂粮粥），晚餐时间不晚于19:00	餐后1小时进行有氧+抗阻训练（如快走+哑铃训练）	睡前1小时不进食，避免腹胀、水肿
睡前	可选温牛奶（200毫升，睡前1小时，喝牛奶无效者，可尝试酸枣仁茶）助眠	睡前拉伸或冥想10分钟	避免熬夜，保证7~8小时睡眠

· 激素与代谢调节

睡眠管理：保证7~8小时睡眠，避免熬夜，因为褪黑素分泌不足会影响代谢。

压力调节：冥想、深呼吸降低皮质醇，可减少压力性进食。

医学干预：必要时在医生指导下进行激素替代疗法（HRT），可能改善代谢；排查是否有甲状腺功能减退（甲减常见于更年期，导致代谢减慢）。

常见误区与注意事项

· 避免极端节食

过度节食会加速肌肉流失，进一步降低代谢。

· 关注体成分而非单纯体重或体脂率

体成分具体指身体脂肪、肌肉、骨骼、水分等不同成分的比例。所以对进入围绝经期的女性，核心不是“瘦”，而是控制过多体脂的同时，避免肌肉消失和维持骨骼密度。

肌肉密度高于脂肪，运动后体重可能不变，但身体更紧致。

· 循序渐进

更年期代谢调整需长期坚持，短期快速减肥易反弹。

监测与调整

定期测量腰围（女性≥80厘米提示腹型肥胖）。

通过体脂秤监测肌肉/脂肪比例。

记录饮食和运动，及时调整方案。

围绝经期体重管理需综合激素、代谢、心理多因素，通过“饮食优化+运动增肌+激素平衡”多管齐下。如有顽固性肥胖或合并代谢性疾病（如糖尿病），建议咨询内分泌科或营养科医生制定个性化方案。

第五章

中医妇科特色外治法小结

从古老的熏洗、敷贴、灸疗，

到不断创新的中药灌肠、穴位贴敷、耳穴压豆等，

中医妇科外治法在传承中创新发展，

日益彰显其独特的实用价值，

是守护女性健康的一抹温柔而坚定的力量。

针刺

针刺疗法是中医核心外治技术之一，以“调气治神”为核心，通过刺激特定穴位调节经络气血、平衡阴阳。现代研究证实，针刺可通过神经-内分泌-免疫网络多途径、多层次干预妇科病理过程，尤其在功能性疾病及慢性病管理中优势显著。

适用人群

广泛应用于各类月经不调、痛经、盆腔炎，以及备孕。

注意事项

1. 需医疗机构专业针灸师操作，严禁自行操作。

2. 妊娠期（尤其合谷、三阴交、至阴等穴可能诱发宫缩）、凝血功能障碍、盆腔急性感染或恶性肿瘤局部禁针。

3. 慢性病每周2~3次，3个月为1疗程。急性痛症类每日1次，连续3~5天。

4. 首次治疗取卧位，避免空腹，以防晕针。

5. 治疗后调护：避风寒，避免过度劳累。

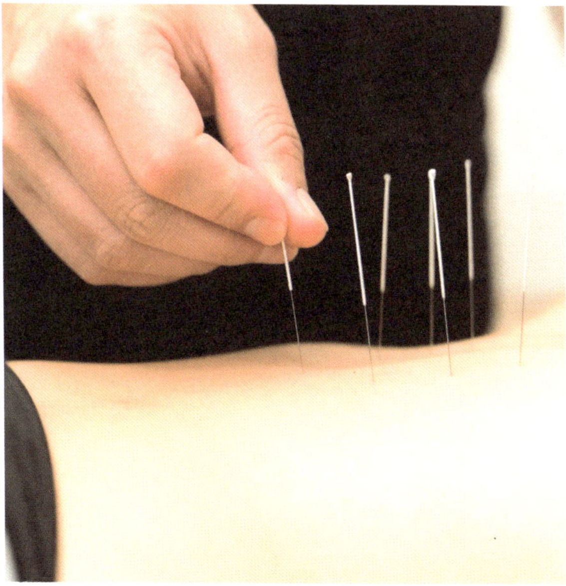

艾灸

艾灸疗法是中医外治法的重要分支，通过燃烧艾绒产生的温热刺激作用于特定穴位或部位，借助“温通”效应激发经气、调节气血，达到防病治病的目的。在妇科领域，艾灸因其温补阳气、散寒祛湿、调理冲任的独特优势，尤其是在改善盆腔微环境、调节内分泌方面，被广泛应用于多种疾病的辅助治疗与康复。

适用人群

广泛应用于虚寒证及气血凝滞导致的各类妇科疾病，如月经不调、崩漏、带下、不孕等。

常见灸法

· 隔物灸

选用对证的中药方剂等，研细末，填于相应穴位上，按需上置分隔物，如生姜片散寒止呕、附子片补火助阳或盐粒调益元气，以艾柱灸之。每日1次。

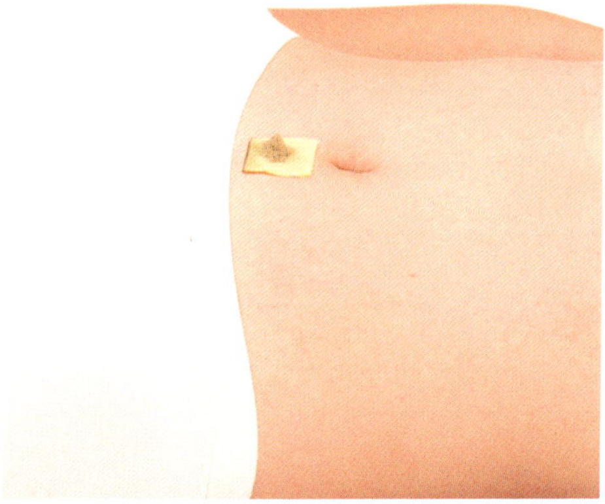

· 悬灸

将点燃的艾条悬于施灸部位之上，一般距离皮肤2~3厘米，灸10~15分钟，以皮肤出现红晕为度。

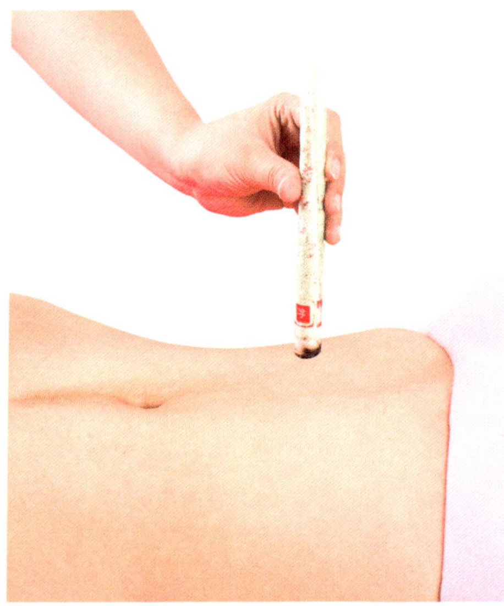

· 温针灸

针刺得气后，在针柄上穿置艾卷。

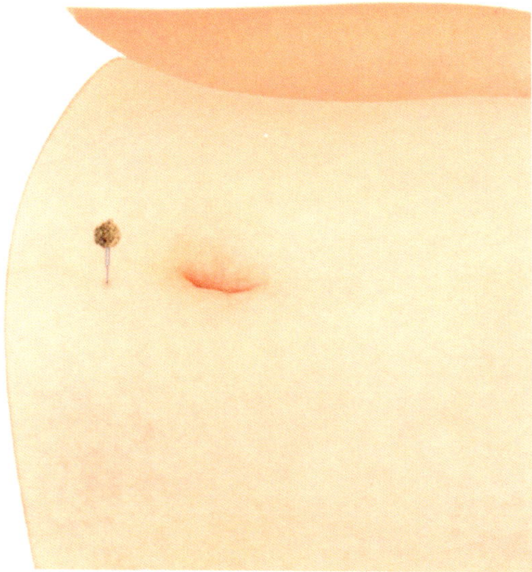

注意事项

1. 温针灸须在医疗机构由医务人员操作，禁自行操作。

2. 妊娠期（尤其孕早期，可能引发宫缩）禁用，实热证（如急性盆腔炎发热期）、阴虚火旺（潮热盗汗）禁用，皮肤溃疡、出血倾向或对艾烟过敏者禁用。

3. 居家自行艾灸时，选择空气流通、无强风直吹的房间，避免烟尘聚集和受凉，同时准备好防火措施，如灭火器或湿毛巾。

4. 艾灸选择餐前半小时或餐后1小时，不宜过饱或过饥，把握时长，日常保健可每周2~3次，每穴15~20分钟。

5. 施灸顺序：先背部（如八髎）后腹部，先上后下。

6. 避免烫伤：艾条距离皮肤2~3厘米，及时掸灰。

7. 灸后调护：饮温水，2小时内局部勿接触冷水。

刮痧

刮痧作为中医外治疗法的重要分支，在妇科疾病调理中具有疏通经络、活血化瘀、祛邪排毒的独特优势。通过刮痧板等工具对体表经络和穴位进行刮拭，激发经气传导，调节脏腑功能，尤其适用于气滞血瘀、湿热内蕴所致的妇科病症。

适用人群

主要适用于气滞、寒凝、热盛血瘀证型的各类妇科疾病，如痛经、月经不调、盆腔炎、不孕等。

注意事项

1. 有出血倾向者禁用，皮肤破损、高热、凝血功能障碍者禁用，妊娠期、经期禁用于下腹部及三阴交、合谷等穴位。

2. 刮拭手法用力均匀，以患者耐受为度，出痧即止。

3. 刮痧后调护：刮痧治疗使汗孔开泄，邪气外排，要消耗体内部分的津液，故刮痧后需要饮温水一杯，休息片刻。为避免风寒之邪侵袭，需待皮肤毛孔闭合后方可洗浴，一般约隔3小时。

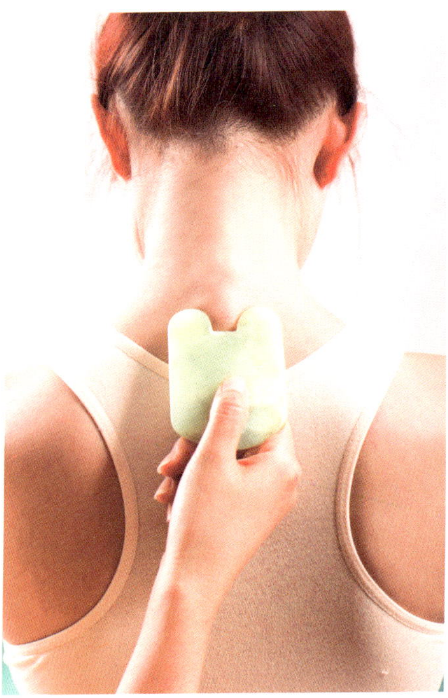

拔罐

拔罐法，是以各种材质的罐为工具，通过负压的方式，刺激局部腧穴及经络，使机体气血活动旺盛、经络通畅，产生良性刺激，达到调整机体功能、调节内分泌和代谢的外治方法。拔罐疗法被广泛运用于各类妇科疾病中，具有通经活络、行气活血、消肿止痛、祛风散寒等作用。

适用人群

主要适用于气滞血瘀、寒湿阻滞证型的各类妇科疾病，如痛经、月经不调、盆腔炎、不孕等。

常见拔罐法

· 留罐法

常规吸附10~15分钟，适用于腰腹、背部。

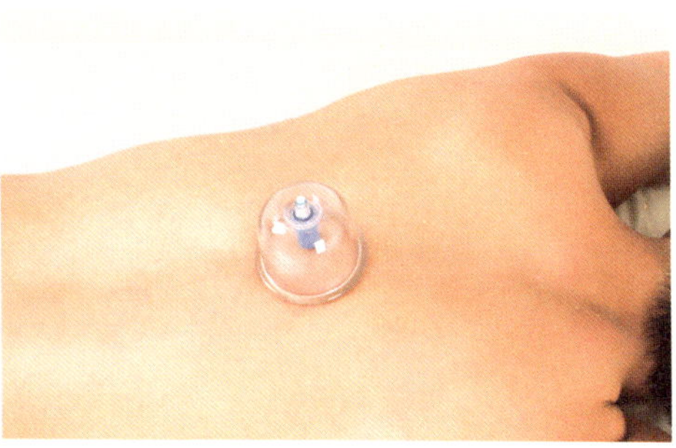

· 走罐法

沿经络涂抹介质后滑动，适用于腰骶部、督脉。

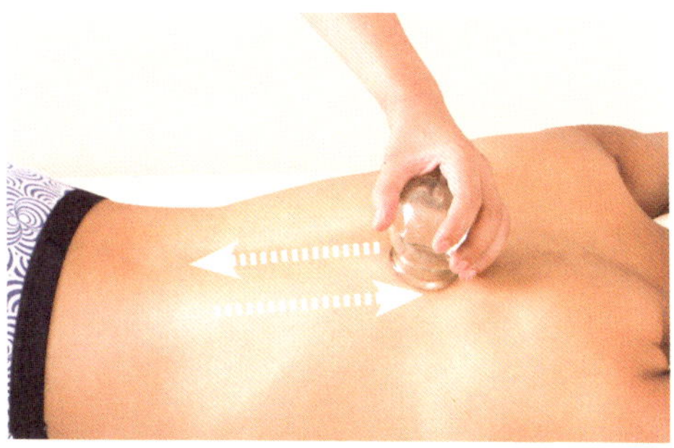

· 刺络拔罐

梅花针叩刺后拔罐，适用于瘀滞重症。

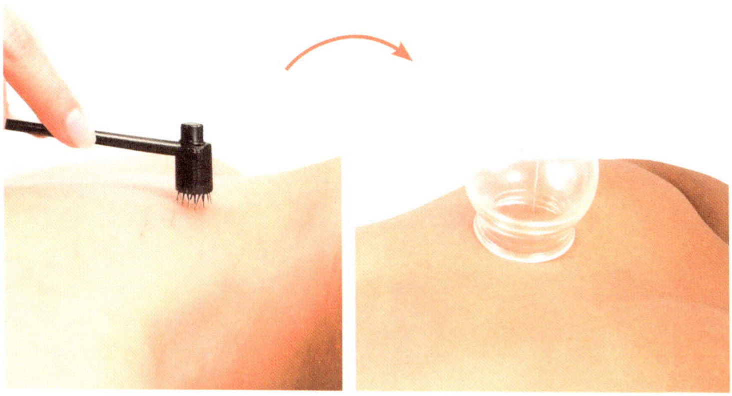

· 闪罐法

快速吸附、取下，重复5~10次，适用于湿热证或体质虚弱者。

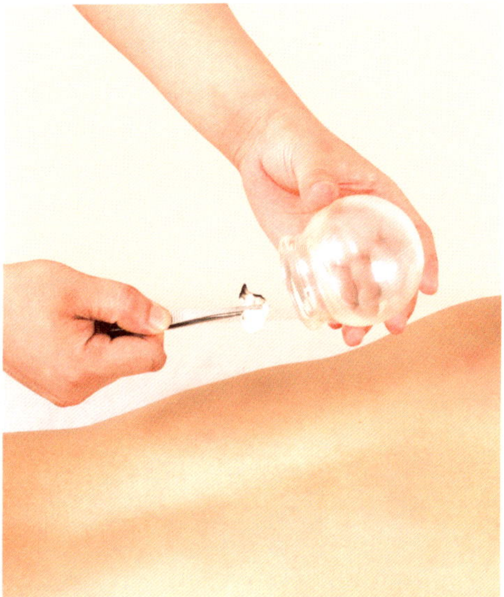

· 药罐法

罐内浸泡中药（如艾叶、红花等煎剂），适用于寒湿阻滞证。

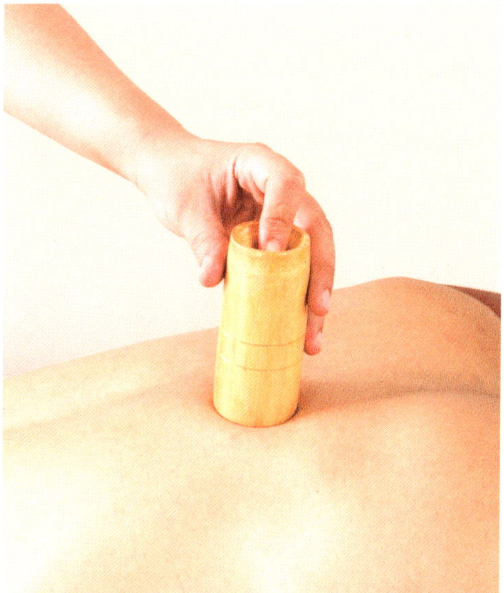

注意事项

1. 火罐须在医疗机构由医务人员操作，居家操作建议选用抽气罐。

2. 妊娠期禁在腹部、腰骶部拔罐，经期量多时避免腰骶部操作，皮肤破损、高热、凝血功能障碍者禁用。

3. 拔罐反应：在拔罐处若出现点片状紫红色瘀点、瘀斑，或兼微热痛感、痒感，或局部发红，片刻后消失，皆是拔罐的正常反应，不可搔抓，数日内自可消退，一般不予处理；起罐后如果出现小水疱，只要不擦破，可任其自然吸收，如水疱较大，须及时就诊。

4. 拔罐后调护：6小时内勿接触冷水或洗澡，注意保暖。

耳穴

耳穴疗法是通过刺激耳郭上的特定穴位调节脏腑功能，达到防治疾病的目的。多使用耳穴压豆和埋针法两种。耳穴疗法因其操作简便、安全性高、副作用少等特点，常被用于调理月经、缓解疼痛、改善内分泌及情绪问题等。

适用人群

主要适用于痛经、月经不调、盆腔炎、不孕、围绝经期综合征等妇科疾病。

注意事项

1. 妊娠期、患有严重器质性病变和伴有高度贫血者不宜使用，对年老体弱的高血压患者不宜强刺激法。

2. 凝血功能障碍患者，局部皮肤脓肿、溃破、感染、湿疹禁用。

3. 严格消毒，防止感染，如采用埋针法不宜留置过久。

4. 控制刺激强度，避免过度疼痛，耳穴多左、右两侧交替使用。

5. 贴敷后，每日自行按压3~5次，每次每穴1~2分钟，避免过度用力或长时间按压后皮肤破损。

6. 耳穴压豆通常留置1~3天，如遇夏季或油性皮肤者可缩短至1~2天，埋针法通常留置1~2天。

7. 贴敷处如有红肿疼痛或瘙痒、红疹、水疱，应立即去除。

穴位贴敷

穴位贴敷疗法是指选用对症的药膏或药粉在特定穴位上敷贴（如使用健脾益气类药物在足三里穴处贴敷），以防治疾病的一种外治方法。此种疗法使药物加强了穴位刺激的效果，穴位又通过经络作用增强了对药物的吸收性和对疾病的针对性，两者相辅相成。因此，被广泛应用于月经病、产后调理、慢性炎症等疾病。

适用人群

适用于月经不调、盆腔炎、多囊卵巢综合征等各类慢性妇科病的治疗及预防。

注意事项

1. 皮肤过敏、破损或感染者禁用。妊娠期慎用，尤其含活血化瘀药物的贴敷。

2. 严格遵医嘱控制敷贴时间。

3. 观察是否有过敏反应或迟发性过敏反应，如局部皮肤明显发红、瘙痒、灼痛等不适感觉。

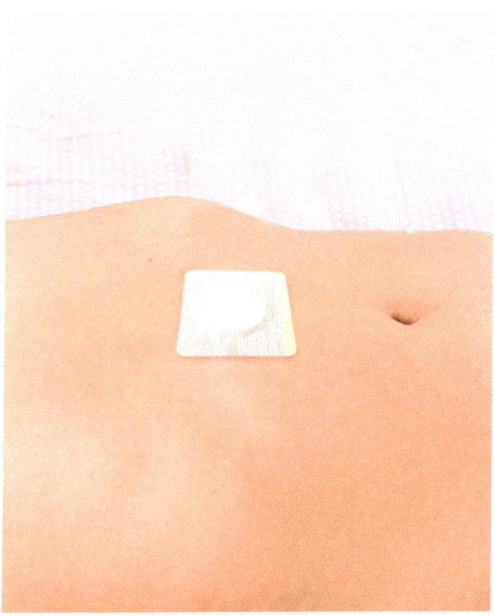

中药灌肠

中药灌肠疗法是中医外治法的一种，通过直肠给药，使药物直接作用于盆腔及邻近器官，具有局部药物浓度高、避免肝脏首过效应、减少胃肠道刺激等优势。该疗法尤其适用于慢性盆腔炎、子宫内膜异位症、输卵管阻塞等疾病。

适用人群

适用于湿阻、血瘀等证型的各类妇科疾病，如痛经、月经不调、盆腔炎、不孕等。

注意事项

需在中医师指导下辨证选方，严格掌握灌肠操作规范。

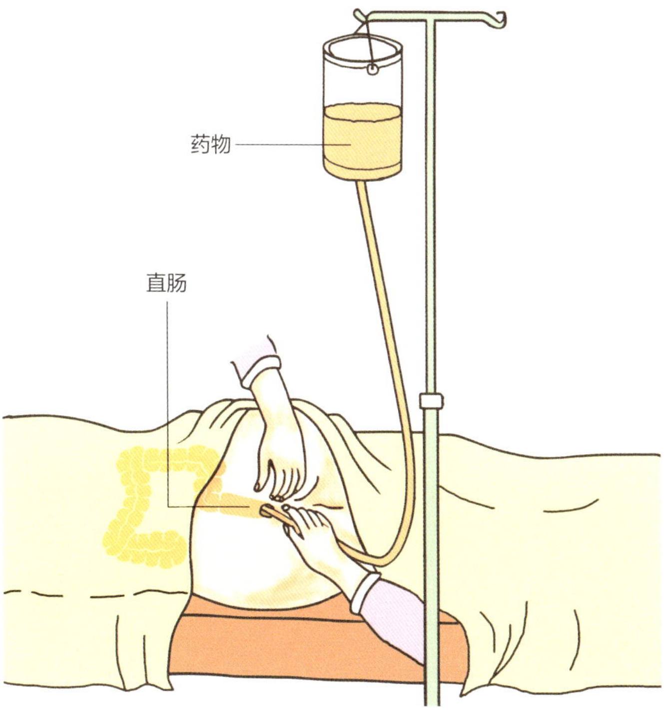

中药罨包

中药罨包疗法作为中医“内病外治”的代表，在妇科慢性病、术后康复中具有独特价值。本法通过将中药配方制成药包，加热或直接外敷于特定穴位或患处，借助药物渗透和温热效应，调节气血、疏通经络，从而治疗疾病。在妇科领域，该疗法因操作简便、副作用小、疗效显著而受到关注。

适用人群

主要适用于痛经、月经不调、盆腔炎、附件炎、产后及术后康复等。

注意事项

1. 皮肤破损、过敏体质、急性炎症期（如高热）、妊娠期（尤其孕早期）禁用。

2. 温度控制在40~60℃，以患者感觉温热舒适、局部皮肤微微潮红为度，避免局部过热产生烫伤。

3. 治疗后调护：避风寒，忌生冷。

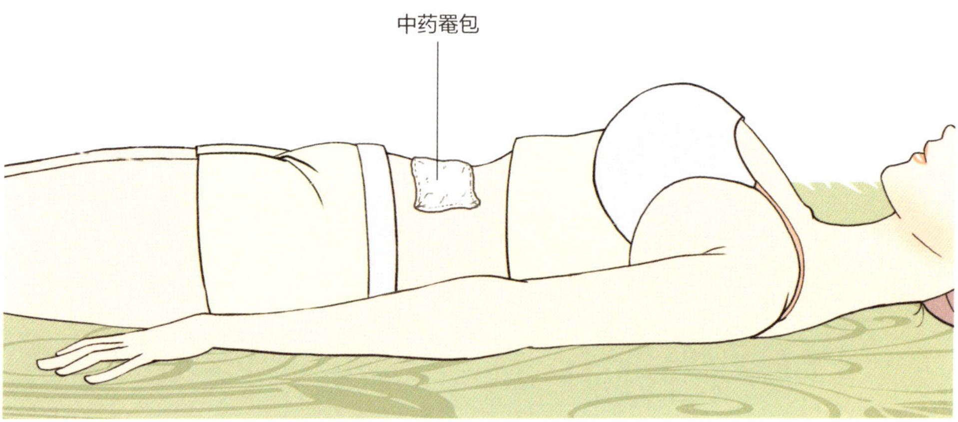

中药浴足疗法通过“足-经-脏”联动机制，在妇科虚寒证、湿热血瘀证中展现独特价值，尤其适合慢性病调理及体质改善。

适用人群

主要适用于痛经、月经不调、盆腔炎、产后及更年期调理等。

注意事项

1. 妊娠期（尤其孕早期，可能诱发宫缩），足部皮肤破损或严重静脉曲张，高热、急性感染期均禁用。

2. 过敏体质者需先小面积试用。

3. 水温控制在38~42℃，时间15~30分钟，以身体微微发热为度。

4. 浴后调护：擦干足部，避免受凉，可按摩涌泉穴增强疗效。

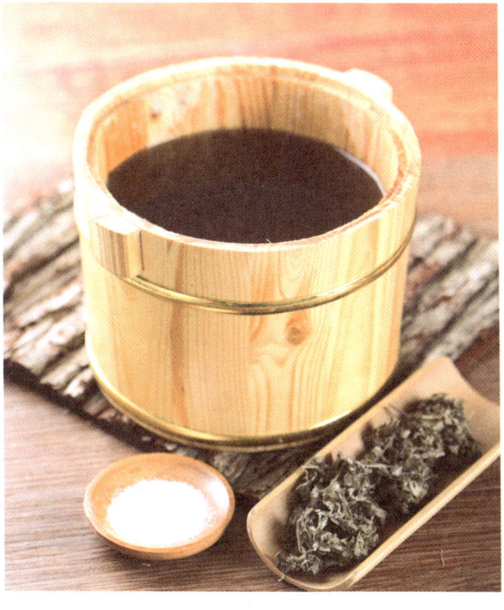

穴位埋线

穴位埋线疗法通过在特定穴位埋植可吸收性外科缝线（如羊肠线），利用线体在穴位内持续刺激、分解吸收的过程，产生类似长效针灸的效果，从而调节脏腑功能、疏通经络、调和气血，达到治疗疾病的目的。在妇科疾病领域，穴位埋线因其操作简便、作用持久、疗效确切、副作用相对较小等特点，得到了较为广泛的应用。

适宜人群

适用于痛经、月经不调、多囊卵巢综合征、更年期综合征、慢性盆腔炎、不孕、产后调理等各类人群。

注意事项

1. 需正规医疗机构专业中医师或针灸师操作。

2. 以下情况禁用：皮肤局部有感染、溃疡、瘢痕体质者；严重心、肝、肾功能不全者，出血性疾病或凝血功能障碍者；月经期、妊娠期妇女（尤其腰骶部、腹部穴位）；对埋线材料（如羊肠线）过敏者；精神紧张、过于疲劳、饥饿状态下均不宜行穴位埋线治疗。

3. 常见反应：埋线后1~3天内局部可能出现酸、胀、痛、轻微红肿或硬结，属正常刺激反应，一般会自行消退。

4. 少数人可能出现低热、乏力等轻微全身反应，需及时就医。

5. 治疗后调护：术后1~2天内避免针孔处进水。避风寒，清淡饮食，避免过度劳累。